"El Arte y la Ciencia del Peeling Químico: De la Teoría a la Práctica"

Autores: Dra. Andreina de Sousa Abreu

Índice

1. **Prólogo** .... pág. 7

2. **Introducción al Peeling Químico**
   2.1. Definición del Peeling Químico .... pág. 11
   2.2. Breve Historia y Evolución .... pág. 16
   2.3. Importancia en la Dermatología Moderna ... pág. 15

3. **Parte 1: Fundamentos del Peeling Químico**
   3.1. Anatomía y Fisiología de la Piel
   - Estructura de la Piel .... pág. 20
   - Funciones de la Piel .... pág. 25
   - Respuesta de la Piel a los Agentes Exfoliantes ... pág. 30
   3.2. Principios Químicos Básicos
   - Tipos de Ácidos Utilizados en Peelings Químicos .... pág. 35
   - Mecanismos de Acción de los Diferentes Agentes Químicos .... pág. 40
   - Factores que Afectan la Eficacia del Peeling .... pág. 45
   3.3. Clasificación de los Peelings Químicos
   - Peelings Superficiales ....

pág. 50
- Peelings Medios .... pág. 55
- Peelings Profundos .... pág. 60
- Indicaciones y Contraindicaciones de Cada Tipo .... pág. 65

4. **Parte 2: Técnicas y Procedimientos**
   4.1. Evaluación Previa al Tratamiento
   - Identificación de Condiciones Cutáneas Preexistentes .... pág. 70
   - Consideraciones sobre el Historial Médico del Paciente .... pág. 75
   4.2. Preparación de la Piel
   - Rutinas Pre-Peeling .... pág. 80
   - Productos Recomendados .... pág. 85
   - Timing y Protocolo de Preparación .... pág. 90
   4.3. Procedimientos de Peeling
   - Peeling Superficial: Procedimiento Paso a Paso .... pág. 95
   - Peeling Medio: Procedimiento Paso a Paso .... pág. 100
   - Peeling Profundo: Procedimiento Paso a Paso .... pág. 105

- Manejo de Efectos Secundarios y Complicaciones .... pág. 110

5. **Parte 3: Aplicaciones Clínicas y Cosméticas**
   5.1. Tratamiento de Patologías Cutáneas
   - Acné y Cicatrices .... pág. 115
   - Melasma y Hiperpigmentación .... pág. 120
   - Envejecimiento Cutáneo .... pág. 125

   5.2. Peeling Químico en Diferentes Fototipos de Piel
   - Adaptaciones Según el Tipo de Piel .... pág. 130
   - Precauciones Especiales para Pieles Oscuras .... pág. 135
   - Tratamiento de Pieles Sensibles .... pág. 140

   5.3. Combinación de Peeling Químico con Otros Tratamientos
   - Microdermoabrasión .... pág. 145
   - Láser y Luz Pulsada .... pág. 150
   - Terapia con Retinoides .... pág. 155

6. **Parte 4: Aspectos Prácticos y Éticos**
   6.1. Protocolos de Seguridad
   - Normas de Seguridad en la Clínica .... pág. 160
   - Manejo de Emergencias Cutáneas .... pág. 165
   - Esterilización y Manejo de Instrumentos .... pág. 170
   6.2. Consideraciones Éticas y Legales
   - Consentimiento Informado .... pág. 175
   - Regulaciones y Normativas Locales .... pág. 180
   - Protección de Datos del Paciente .... pág. 185

7. **Parte 5: Marketing y Creación de una Práctica Exitosa**
   7.1. Construcción de la Base de Clientes .... pág. 190
   7.2. Estrategias de Marketing Digital y Redes Sociales ... pág. 195
   7.3. Fidelización de Clientes y Recomendaciones .... pág. 200

8. **Parte 6: Innovaciones y Futuro del Peeling Químico**
   8.1. Nuevas Tecnologías y Productos
   - Innovaciones Recientes en Agentes Químicos

.... pág. 205
- Desarrollo de Productos Personalizados .... pág. 210
8.2. Investigación en Peeling Químico
- Estudios Clínicos Recientes .... pág. 215
- Perspectivas Futuras y Posibles Avances .... pág. 220
8.3. Desafíos y Oportunidades Futuras .... pág. 225

9. **Epílogo** .... pág. 230

10. **Anexos**
    10.1. Glosario de Términos .... pág. 235
    10.2. Bibliografía .... pág. 240
    10.3. Índice Alfabético ....

Prólogo

El peeling químico representa una de las técnicas más versátiles y eficaces en el ámbito de la dermatología y la estética moderna, un campo que ha visto un crecimiento exponencial en las últimas décadas. Este libro se propone como una guía exhaustiva y detallada sobre el tema, dirigido tanto a profesionales de la salud como a aquellos que buscan ampliar sus conocimientos sobre los cuidados avanzados de la piel. La complejidad del peeling químico, desde su historia hasta sus aplicaciones contemporáneas, merece un enfoque detallado y profundo que no solo aborde los aspectos técnicos, sino también las implicaciones éticas, los desafíos prácticos y las tendencias futuras.

A lo largo de este libro, exploraremos cómo el peeling químico ha evolucionado desde sus orígenes humildes en la antigüedad hasta convertirse en una técnica sofisticada y altamente personalizada en la dermatología moderna. Con un enfoque que va más allá de lo superficial, examinaremos los principios científicos y clínicos que sustentan esta técnica, proporcionando a los lectores una comprensión integral que les permitirá aplicar estos conocimientos en su práctica diaria o en su vida personal.

El peeling químico no es solo una técnica de rejuvenecimiento cutáneo; es un puente entre la ciencia y el arte. La capacidad de transformar la piel, mejorar su textura, tono y apariencia general, depende no solo del conocimiento de los agentes químicos utilizados, sino también de la habilidad y experiencia del profesional que realiza el procedimiento. Este libro pretende desglosar cada uno de los elementos involucrados en el proceso, desde la selección del paciente y la preparación de la piel hasta la ejecución del tratamiento y el manejo post-procedimiento.

Uno de los objetivos centrales de este libro es desmitificar el peeling químico, haciéndolo accesible tanto para los recién llegados al campo de la dermatología como para los profesionales experimentados que buscan perfeccionar sus técnicas. La amplia gama de aplicaciones del peeling químico, desde el tratamiento del acné y las cicatrices hasta la corrección de la hiperpigmentación y las arrugas, se abordará en profundidad, ofreciendo una guía práctica para cada tipo de problema cutáneo. Al mismo tiempo, se explorarán los riesgos y complicaciones potenciales, con un enfoque en cómo prevenirlos y manejarlos eficazmente.

En la práctica dermatológica, la seguridad del paciente es primordial. Por lo tanto, una parte sustancial de este libro está dedicada a las mejores prácticas, normas de seguridad y protocolos que deben seguirse para garantizar que los procedimientos se realicen de manera segura y efectiva. Además, se incluirán estudios de casos y ejemplos prácticos que ilustran cómo aplicar los conceptos teóricos en situaciones del mundo real.

El peeling químico ha recorrido un largo camino desde sus primeras aplicaciones. Hoy en día, la técnica se ha adaptado para satisfacer las necesidades de una sociedad diversa y exigente, donde la personalización del tratamiento es clave. En este contexto, el libro también aborda las innovaciones recientes en peeling químico, incluyendo el uso de nuevos agentes, combinaciones de tratamientos y la integración de tecnologías avanzadas que están redefiniendo los límites de lo que se puede lograr con esta técnica.

Además de las consideraciones técnicas y científicas, este libro también aborda los aspectos éticos y legales del peeling químico. Con la creciente popularidad de estos procedimientos, es esencial que los profesionales se mantengan informados sobre las regulaciones y estándares que rigen la práctica, así como sobre la importancia del consentimiento informado y la comunicación transparente con los pacientes.

A medida que avanzamos hacia el futuro, el peeling químico seguirá siendo una herramienta esencial en la dermatología, no solo por su eficacia, sino también por su capacidad para adaptarse a las necesidades cambiantes de la población. La investigación y el desarrollo continuo en este campo prometen seguir ofreciendo nuevas soluciones y mejoras en los procedimientos actuales, asegurando que el peeling químico mantenga su relevancia y popularidad en los años venideros.

En resumen, este libro es una invitación a profundizar en el fascinante mundo del peeling químico. Es una exploración detallada de una técnica que combina ciencia, arte y humanidad, y que tiene el poder de transformar no solo la piel, sino también la vida de las personas. A lo largo de sus capítulos, se busca equipar a los lectores con el conocimiento y las herramientas necesarias para dominar esta técnica, asegurando que puedan ofrecer tratamientos seguros, efectivos y personalizados que mejoren la calidad de vida de sus pacientes o clientes.

Acompáñanos en este viaje a través del peeling químico, donde cada capa de conocimiento revelará una nueva perspectiva sobre la piel y su cuidado. Este libro no solo es una guía técnica, sino también un homenaje a la capacidad humana de innovar y mejorar, de buscar siempre lo mejor para nuestra salud y apariencia.

Dr. Gilberto Barciela Veláquez

Introducción al Peeling Químico

Definición del Peeling Químico

El término "peeling químico" hace referencia a un procedimiento mediante el cual se aplican sustancias químicas sobre la piel con el objetivo de exfoliar y eliminar las capas más superficiales de la epidermis, y en algunos casos, alcanzar capas más profundas de la dermis. Este proceso provoca la regeneración de la piel, mejorando su textura, tono y apariencia general. Dependiendo del tipo de agente químico utilizado y la concentración del mismo, los peelings pueden ser superficiales, medios o profundos, permitiendo un amplio rango de aplicaciones en función de las necesidades específicas de cada paciente.

La acción del peeling químico se basa en la capacidad de ciertos ácidos para romper los enlaces que mantienen unidas las células muertas en la superficie de la piel. Al eliminar estas células, se acelera el proceso natural de renovación celular, lo que no solo mejora la apariencia de la piel al hacerla más suave y luminosa, sino que también puede estimular la producción de colágeno y elastina en las capas más profundas. Esto es particularmente beneficioso en el tratamiento de arrugas, líneas de expresión y otras manifestaciones del envejecimiento cutáneo.

Los agentes químicos utilizados en los peelings pueden variar ampliamente, desde ácidos más suaves como el ácido glicólico y el ácido láctico, hasta ácidos más potentes como el ácido tricloroacético (TCA) y el fenol. Cada uno de estos ácidos tiene propiedades únicas que los hacen más adecuados para ciertos tipos de piel y para tratar diferentes condiciones dermatológicas. Por ejemplo, los alfa-hidroxiácidos (AHAs) como el ácido glicólico son comúnmente utilizados en peelings superficiales, ideales para mejorar la luminosidad de la piel y tratar problemas menores como la hiperpigmentación superficial y la textura irregular. Por otro lado, el fenol, un agente mucho más fuerte, es utilizado en peelings profundos para tratar arrugas severas y cicatrices profundas, aunque conlleva un mayor tiempo de recuperación y un mayor riesgo de efectos secundarios.

El procedimiento del peeling químico se realiza generalmente en un entorno clínico, bajo la supervisión de un dermatólogo o un profesional capacitado. La preparación de la piel antes del tratamiento es crucial para minimizar riesgos y maximizar los resultados. Esto puede incluir la aplicación de productos tópicos que preparan la piel para el peeling, así como recomendaciones para evitar la exposición al sol y otros factores que puedan interferir con el proceso de exfoliación.

Durante el procedimiento, la solución química se aplica de manera uniforme sobre la piel, donde se deja actuar durante un período de tiempo determinado, dependiendo de la profundidad del peeling y de la reacción de la piel del paciente. Es común que el paciente experimente una sensación de ardor o escozor durante la aplicación, especialmente en peelings más profundos. Una vez alcanzado el tiempo de exposición deseado, la solución puede neutralizarse o dejarse absorber por la piel, dependiendo del tipo de peeling. La piel tratada comienza a exfoliarse en los días siguientes, revelando una nueva capa de piel más suave y rejuvenecida.

El peeling químico no solo es efectivo para mejorar la apariencia de la piel, sino que también tiene aplicaciones terapéuticas. Por ejemplo, en el tratamiento del acné, los peelings con ácido salicílico, un beta-hidroxiácido (BHA), son particularmente efectivos debido a su capacidad para penetrar en los folículos pilosos y exfoliar desde dentro, ayudando a controlar la producción de sebo y reducir la formación de comedones y pústulas. Además, el peeling químico es una herramienta valiosa en el tratamiento de cicatrices de acné, donde peelings más profundos pueden ayudar a suavizar y reducir la visibilidad de las cicatrices, mejorando significativamente la textura de la piel.

Otro aspecto importante del peeling químico es su capacidad para tratar la hiperpigmentación, una condición común que afecta a personas de todas las edades y tonos de piel. Ya sea por daño solar, cambios hormonales o lesiones cutáneas previas, la hiperpigmentación puede ser un desafío estético significativo. Los peelings químicos pueden ayudar a uniformar el tono de la piel al eliminar las capas superficiales donde se concentra la pigmentación excesiva. Para casos de melasma, por ejemplo, un tratamiento combinado que incluya peelings químicos junto con otros agentes despigmentantes tópicos puede ofrecer resultados notables.

El peeling químico también se utiliza en protocolos de rejuvenecimiento facial más amplios, a menudo en combinación con otros tratamientos como la microdermoabrasión, la terapia láser o las inyecciones de rellenos dérmicos. La combinación de tratamientos permite abordar múltiples signos de envejecimiento de manera simultánea, ofreciendo un enfoque integral para la mejora de la piel.

Sin embargo, es crucial que los profesionales de la salud comprendan no solo las aplicaciones y beneficios del peeling químico, sino también sus limitaciones y posibles riesgos. Un peeling mal administrado, o aplicado en el tipo de piel incorrecto, puede resultar en complicaciones como hiperpigmentación postinflamatoria, cicatrices o incluso infecciones. Por esta razón, la evaluación previa al tratamiento es fundamental para determinar la idoneidad del paciente para un peeling químico y para personalizar el tratamiento según las características individuales de su piel.

En términos de accesibilidad, el peeling químico es una opción relativamente asequible en comparación con otros procedimientos estéticos, lo que lo hace atractivo para una amplia gama de pacientes. Además, la variedad de peelings disponibles permite a los profesionales ofrecer tratamientos adaptados a diferentes tipos de piel y necesidades, desde peelings suaves que pueden realizarse durante el almuerzo hasta peelings más profundos que requieren un mayor tiempo de recuperación.

El peeling químico, en sus diversas formas, ha demostrado ser una herramienta invaluable en el arsenal de la dermatología moderna. Su capacidad para tratar de manera efectiva una variedad de condiciones cutáneas, junto con su versatilidad y accesibilidad, lo han convertido en un pilar fundamental en la práctica dermatológica. A medida que continúe la investigación en este campo, es probable que veamos el desarrollo de nuevas formulaciones y técnicas que sigan ampliando las posibilidades del peeling químico, reafirmando su posición como uno de los tratamientos más efectivos para el cuidado de la piel.

Este libro tiene como objetivo proporcionar una comprensión profunda y detallada de todos los aspectos relacionados con el peeling químico, desde su definición y principios básicos hasta las técnicas avanzadas y las últimas innovaciones en el campo. Con un enfoque en la seguridad y la eficacia, esta obra está diseñada para ser una referencia esencial para cualquier persona interesada en el peeling químico, ya sea en un contexto profesional o personal.

Breve Historia y Evolución

El peeling químico, como muchas otras técnicas dermatológicas, tiene raíces profundas que se remontan a miles de años en la historia de la humanidad. A lo largo del tiempo, la búsqueda de una piel más joven, suave y saludable ha sido una constante en diversas culturas alrededor del mundo, y los principios básicos detrás del peeling químico, aunque rudimentarios en sus primeras formas, han estado presentes en la práctica de la cosmética y el cuidado de la piel desde la antigüedad. La evolución del peeling químico, desde sus humildes comienzos hasta convertirse en una de las técnicas más avanzadas y precisas en la dermatología moderna, es un testimonio de la innovación y el avance en el campo del cuidado de la piel.

Orígenes Antiguos del Peeling Químico

Los primeros indicios del uso de sustancias químicas para mejorar la apariencia de la piel datan de las civilizaciones antiguas. En el antiguo Egipto, uno de los primeros y más conocidos ejemplos históricos, se utilizaban ingredientes naturales con propiedades exfoliantes. Cleopatra, una de las figuras más emblemáticas de la antigüedad en cuanto a belleza, es famosa por haber utilizado baños de leche agria para suavizar su piel. La leche agria contiene ácido láctico, un tipo de alfa-hidroxiácido (AHA), que hoy en día se sigue utilizando en peelings superficiales debido a sus propiedades exfoliantes y regeneradoras. Este uso temprano del ácido láctico muestra cómo las propiedades químicas de ciertos compuestos naturales ya eran aprovechadas para el cuidado de la piel.

En otras civilizaciones antiguas, como la griega y la romana, también se encuentran ejemplos del uso de sustancias ácidas para exfoliar la piel y mejorar su apariencia. Los antiguos griegos y romanos aplicaban máscaras faciales que contenían ingredientes como el vino y el mosto de uva, ambos ricos en ácidos naturales como el ácido tartárico, otro alfa-hidroxiácido que, al igual que el ácido láctico, ayuda a exfoliar la piel y mejorar su textura. Estos primeros intentos de exfoliación química, aunque mucho menos refinados que los métodos actuales, evidencian el deseo de las culturas antiguas de mejorar la estética de la piel a través de métodos químicos.

Evolución en el Siglo XIX

A pesar de los avances tempranos, no fue hasta el siglo XIX cuando la práctica del peeling químico comenzó a tomar una forma más reconocible y científica. Durante esta época, los avances en la química y la medicina permitieron a los profesionales de la salud experimentar con nuevos compuestos y entender mejor el funcionamiento de la piel. Fue en este contexto que el peeling químico empezó a consolidarse como una técnica dermatológica con aplicaciones médicas y cosméticas.

El uso del fenol como agente exfoliante es uno de los hitos más importantes en la evolución del peeling químico. A finales del siglo XIX, el fenol comenzó a ser utilizado para tratar problemas dermatológicos severos, y su capacidad para penetrar profundamente en la piel lo convirtió en uno de los primeros agentes utilizados en peelings profundos. Aunque su uso inicial no estaba tan regulado ni comprendido como lo está hoy en día, el fenol sentó las bases para lo que eventualmente se convertiría en un procedimiento más controlado y seguro. A lo largo de las décadas siguientes, el fenol continuó siendo refinado y adaptado para mejorar tanto la seguridad como los resultados del procedimiento.

Desarrollo en el Siglo XX: Formalización del Peeling Químico

El verdadero auge del peeling químico como técnica dermatológica ocurrió durante el siglo XX, cuando se realizaron los primeros estudios clínicos controlados y se desarrollaron protocolos específicos para su aplicación. A principios de la década de 1920, dermatólogos comenzaron a documentar y sistematizar el uso de diferentes agentes químicos para tratar condiciones cutáneas como las arrugas, las cicatrices de acné y la hiperpigmentación. Estos estudios clínicos permitieron a los profesionales de la salud entender mejor cómo diferentes ácidos afectaban la piel y qué concentraciones eran necesarias para lograr resultados óptimos sin causar daño.

La década de 1960 fue un momento crucial en la historia del peeling químico, ya que fue entonces cuando dos dermatólogos estadounidenses, el Dr. Thomas Baker y el Dr. Gordon Blair, introdujeron el "peeling de fenol", un procedimiento altamente efectivo para el rejuvenecimiento facial. El peeling de fenol, conocido por sus resultados drásticos, se convirtió rápidamente en el estándar de oro para el tratamiento de arrugas profundas y daños solares severos. Sin embargo, debido a su potencia, también requería un tiempo de recuperación prolongado y podía presentar complicaciones, lo que llevó a la investigación y el desarrollo de peelings menos invasivos.

Durante este mismo período, comenzaron a utilizarse de manera más generalizada ácidos como el ácido tricloroacético (TCA) y el ácido glicólico. Estos ácidos permitieron la realización de peelings químicos medios y superficiales, con menor tiempo de recuperación y menos efectos secundarios en comparación con el fenol. El ácido TCA, en particular, se convirtió en una opción popular para aquellos que buscaban resultados notables pero sin la necesidad de un peeling profundo. Con estos avances, el peeling químico comenzó a ganar aceptación tanto en la dermatología clínica como en la práctica cosmética, debido a su versatilidad y su capacidad para ser adaptado a las necesidades específicas de cada paciente.

Avances Recientes y Peeling Químico en la Dermatología Moderna

Con la llegada del siglo XXI, el peeling químico ha seguido evolucionando gracias a los avances en la investigación dermatológica y la química cosmética. Hoy en día, existen múltiples opciones de agentes químicos que permiten personalizar los tratamientos de manera precisa. Desde peelings superficiales con alfa-hidroxiácidos hasta peelings más profundos con fenol o TCA, el rango de tratamientos disponibles permite abordar una amplia gama de problemas cutáneos, desde las líneas finas y la textura irregular hasta las cicatrices más profundas y las pigmentaciones resistentes.

Una de las tendencias más importantes en los últimos años ha sido la combinación del peeling químico con otros tratamientos dermatológicos, como la microdermoabrasión, el láser y las terapias de luz pulsada intensa (IPL). Estas combinaciones han demostrado ser altamente efectivas para maximizar los resultados y tratar múltiples capas de la piel de manera integral. Además, las nuevas formulaciones químicas han mejorado significativamente la seguridad del procedimiento, reduciendo los riesgos de complicaciones como la hiperpigmentación postinflamatoria y las cicatrices, lo que ha contribuido a aumentar su popularidad.

La investigación continua también ha permitido desarrollar peelings químicos que son seguros para una mayor variedad de tipos de piel, incluyendo pieles más oscuras, que históricamente presentaban un mayor riesgo de complicaciones como hiperpigmentación y cicatrices. Esto ha permitido que el peeling químico sea una opción viable para una base de pacientes más diversa, haciendo del procedimiento una opción accesible y efectiva para personas de todos los orígenes étnicos y tipos de piel.

Por otro lado, el uso de peelings químicos como parte de los regímenes de cuidado de la piel a largo plazo también ha ganado terreno. Muchos dermatólogos ahora recomiendan peelings químicos suaves como parte de un mantenimiento regular de la piel para promover la renovación celular y mantener una tez saludable y rejuvenecida, sin la necesidad de procedimientos invasivos o tiempo de recuperación prolongado.

Impacto en la Sociedad Moderna

El peeling químico ha revolucionado el campo de la dermatología estética. Hoy en día, se ha establecido como una herramienta clave para aquellos que buscan no solo mejorar su apariencia, sino también tratar problemas dermatológicos de manera no invasiva. Su capacidad para proporcionar resultados visibles, junto con la posibilidad de personalizar los tratamientos según las necesidades de cada individuo, ha consolidado su lugar en la dermatología moderna.

A lo largo de su historia, el peeling químico ha evolucionado de una técnica rudimentaria a una ciencia avanzada. Desde los baños de leche de Cleopatra hasta las sofisticadas formulaciones químicas utilizadas hoy en día, esta técnica ha demostrado ser adaptable y altamente eficaz. A medida que continúan los avances en la investigación y la práctica clínica, es probable que el peeling químico siga evolucionando, ofreciendo nuevas soluciones para los desafíos dermatológicos del futuro.

Este libro se dedica a explorar en detalle esta evolución, proporcionando a los lectores una comprensión profunda no solo de la técnica en sí, sino también de su impacto histórico y su relevancia en el presente y el futuro de la dermatología.

Importancia en la Dermatología Moderna

El peeling químico se ha consolidado como una de las herramientas más versátiles y eficaces en el arsenal de la dermatología moderna. Su importancia radica en su capacidad para abordar una amplia gama de problemas cutáneos, desde cuestiones estéticas menores hasta condiciones dermatológicas más complejas, proporcionando soluciones tanto terapéuticas como cosméticas. La técnica ha evolucionado significativamente desde sus orígenes, y en la actualidad, se considera un procedimiento fundamental en la práctica dermatológica, con aplicaciones que van desde el rejuvenecimiento facial hasta el tratamiento de patologías cutáneas específicas.

Versatilidad del Peeling Químico

Uno de los aspectos más destacados del peeling químico es su versatilidad. Este procedimiento puede ser adaptado para tratar diversas condiciones cutáneas, lo que lo convierte en una opción popular tanto entre los dermatólogos como entre los pacientes. Los peelings químicos pueden ser superficiales, medios o profundos, dependiendo del agente utilizado y de la profundidad de penetración en la piel. Esta variabilidad permite a los profesionales seleccionar el tipo de peeling más adecuado para cada paciente, según sus necesidades y objetivos específicos.

En el tratamiento del envejecimiento cutáneo, por ejemplo, los peelings químicos son ampliamente utilizados para reducir la apariencia de líneas finas, arrugas, manchas de la edad y otros signos de envejecimiento. Los peelings superficiales, como aquellos que utilizan ácido glicólico, son ideales para mejorar la luminosidad de la piel y suavizar las líneas finas con un tiempo de recuperación mínimo, lo que los convierte en una opción atractiva para pacientes que buscan mejoras estéticas rápidas y sin interrupciones en su rutina diaria. Por otro lado, los peelings medios y profundos, como los que emplean ácido tricloroacético (TCA) o fenol, son más adecuados para tratar arrugas más pronunciadas, cicatrices y daños solares severos, ofreciendo resultados más duraderos y visibles.

Además de su eficacia en el rejuvenecimiento facial, el peeling químico también es una herramienta valiosa en el tratamiento de condiciones dermatológicas como el acné y las cicatrices de acné. Los peelings con ácido salicílico, por ejemplo, son especialmente eficaces en el manejo del acné debido a su capacidad para penetrar en los folículos pilosos y reducir la producción de sebo. Estos peelings no solo ayudan a controlar el acné activo, sino que también pueden reducir la apariencia de cicatrices post-acnéicas, mejorando tanto la textura como el tono de la piel.

La hiperpigmentación es otra área en la que el peeling químico ha demostrado ser extremadamente efectivo. Las manchas oscuras, el melasma y otras formas de hiperpigmentación pueden ser tratadas con peelings químicos que ayudan a uniformar el tono de la piel al eliminar las capas superficiales donde se concentra el exceso de pigmento. En particular, los peelings que combinan diferentes ácidos, como los alfa-hidroxiácidos (AHAs) y el ácido tricloroacético (TCA), han mostrado resultados prometedores en la reducción de la hiperpigmentación resistente, proporcionando

Parte 1: Fundamentos del Peeling Químico

Anatomía y Fisiología de la Piel

Estructura de la Piel

La piel es el órgano más extenso del cuerpo humano, constituyendo aproximadamente el 15% del peso corporal total. Más allá de su función estética, la piel es un órgano vital que desempeña múltiples roles cruciales en la protección del organismo, la regulación de la temperatura, la percepción sensorial y la síntesis de vitamina D, entre otros. Para comprender plenamente cómo el peeling químico interactúa con la piel, es esencial tener un conocimiento profundo de su estructura y las funciones de cada una de sus capas.

La piel está compuesta por tres capas principales: la epidermis, la dermis y la hipodermis (o tejido subcutáneo). Cada una de estas capas tiene una estructura única y cumple funciones específicas que contribuyen al mantenimiento de la salud y la integridad del cuerpo.

Epidermis

La epidermis es la capa más externa de la piel y la más delgada, pero cumple una función crítica como barrera protectora frente a factores externos como patógenos, productos químicos y radiación ultravioleta. A pesar de su delgadez, la epidermis es una estructura compleja compuesta principalmente por queratinocitos, células que producen queratina, una proteína que fortalece la piel.

La epidermis se subdivide en cinco estratos, cada uno con características y funciones particulares:

1. **Estrato Córneo**: Es la capa más superficial de la epidermis y está formada por células muertas y aplanadas llamadas corneocitos, que están llenas de queratina. Estas células están dispuestas en capas superpuestas, lo que proporciona una barrera física impermeable que protege al cuerpo contra la pérdida de agua y la penetración de sustancias nocivas. La eliminación controlada de estas células, como ocurre en un peeling químico superficial, estimula la renovación celular y mejora la textura y el aspecto de la piel.

2. **Estrato Lúcido**: Este estrato se encuentra únicamente en la piel gruesa de las palmas de

las manos y las plantas de los pies. Es una capa delgada y translúcida compuesta de queratinocitos en una etapa avanzada de muerte celular, lo que proporciona una mayor resistencia en estas áreas sometidas a alta fricción.

3. **Estrato Granuloso**: En esta capa, los queratinocitos comienzan a aplanarse y a llenarse de gránulos de queratohialina, que contribuyen al proceso de queratinización. Este proceso fortalece la piel y prepara a las células para su transición hacia el estrato córneo. Aquí, las células también desarrollan cuerpos lamelares que liberan lípidos, los cuales ayudan a formar la barrera lipídica que previene la deshidratación.

4. **Estrato Espinoso**: También conocido como la capa espinosa, este estrato está formado por varias capas de queratinocitos unidos por desmosomas, estructuras que le dan a la piel su fuerza y cohesión. En esta capa, las células comienzan a sintetizar queratina, y se incrementa la producción de cuerpos lamelares, que contribuirán a la formación de la barrera lipídica en el estrato córneo.

5. **Estrato Basal**: Es la capa más profunda de la epidermis, donde se encuentran los queratinocitos basales, células madre que se dividen continuamente para generar nuevas células que migran hacia las capas superiores. En esta capa también se encuentran los melanocitos, células que producen melanina, el pigmento responsable del color de la piel y de la protección contra la radiación ultravioleta. La actividad de los melanocitos es un factor clave en condiciones como el melasma y otras formas de hiperpigmentación, que pueden ser tratadas mediante peelings químicos.

La renovación celular de la epidermis es un proceso continuo que dura aproximadamente 28 días, tiempo en el cual las células generadas en el estrato basal migran hacia el estrato córneo, donde finalmente se desprenden. Este ciclo de renovación es esencial para mantener la salud de la piel, y los peelings químicos pueden acelerar este proceso, promoviendo una piel más fresca y rejuvenecida.

Dermis

La dermis es la capa de la piel situada inmediatamente debajo de la epidermis. Es significativamente más gruesa y está formada por tejido conjuntivo que proporciona elasticidad y resistencia a la piel. La dermis se divide en dos subcapas principales:

1. **Dermis Papilar**: Es la capa más superficial de la dermis, situada justo debajo de la epidermis. Está compuesta por tejido conectivo laxo que contiene fibras de colágeno y elastina, lo que le confiere flexibilidad y elasticidad a la piel. La dermis papilar también contiene capilares, terminaciones nerviosas y papilas dérmicas que se proyectan hacia la epidermis, formando una interfase irregular que fortalece la unión entre ambas capas. Esta estructura contribuye a la nutrición de la epidermis, ya que la epidermis carece de vasos sanguíneos propios.

2. **Dermis Reticular**: Es la capa más profunda y densa de la dermis, compuesta principalmente por fibras de colágeno tipo I, que proporcionan resistencia estructural, y fibras elásticas, que permiten que la piel recupere su forma después de estirarse. Esta capa también alberga las glándulas sudoríparas, las glándulas sebáceas, los folículos pilosos, vasos sanguíneos de mayor calibre y una red de nervios. La dermis reticular es la principal responsable de la firmeza de la piel, y los procedimientos que buscan mejorar la flacidez cutánea, como los peelings químicos medios y

profundos, tienen un impacto directo en esta capa.

La dermis también contiene células como los fibroblastos, que son responsables de la producción de colágeno, elastina y glicosaminoglicanos, elementos fundamentales para mantener la estructura y función de la piel. Con el envejecimiento, la producción de colágeno y elastina disminuye, lo que lleva a la formación de arrugas y a la pérdida de elasticidad. Los peelings químicos pueden estimular la producción de colágeno en la dermis, especialmente cuando se utilizan agentes más profundos como el TCA o el fenol.

Hipodermis (Tejido Subcutáneo)

La hipodermis, también conocida como tejido subcutáneo o capa subcutánea, es la capa más profunda de la piel y está compuesta principalmente por tejido adiposo (grasa) y tejido conectivo laxo. Esta capa actúa como un aislante térmico, ayudando a conservar el calor corporal, y como un amortiguador que protege los órganos internos de impactos y traumas.

El tejido adiposo en la hipodermis también sirve como reserva energética, almacenando grasas que pueden ser utilizadas por el cuerpo en momentos de necesidad. Además, esta capa está ricamente vascularizada, lo que facilita la absorción de nutrientes y la eliminación de desechos metabólicos a través de la circulación sanguínea.

La hipodermis también tiene un papel importante en la estética facial, ya que la distribución de la grasa subcutánea contribuye a la forma y el contorno del rostro. La pérdida de volumen en esta capa, que ocurre con el envejecimiento, puede llevar a la aparición de pliegues y surcos más profundos en la piel, afectando la apariencia general del rostro. Aunque los peelings químicos no alcanzan la hipodermis, la comprensión de su función es crucial al considerar tratamientos complementarios para el rejuvenecimiento facial.

Interacción entre las Capas de la Piel y el Peeling Químico

El conocimiento detallado de la estructura de la piel es fundamental para entender cómo los peelings químicos interactúan con las diferentes capas cutáneas y cómo estos procedimientos pueden ser utilizados para tratar diversas condiciones dermatológicas. Los peelings superficiales, que actúan principalmente sobre la epidermis, son ideales para mejorar la textura de la piel, tratar la hiperpigmentación superficial y reducir las líneas finas. Los peelings medios, que penetran en la dermis papilar, son más eficaces para tratar arrugas más profundas, cicatrices y pigmentación más resistente. Finalmente, los peelings profundos, que alcanzan la dermis reticular, son los más efectivos para el rejuvenecimiento cutáneo generalizado, pero también son los que conllevan un mayor riesgo y requieren un tiempo de recuperación más prolongado.

Cada capa de la piel tiene un papel crucial en la salud y apariencia general de la misma. Por ello, la elección del tipo de peeling debe basarse en una evaluación cuidadosa del tipo de piel del paciente, las condiciones que se desean tratar y los objetivos estéticos del tratamiento. Este conocimiento permite a los profesionales seleccionar los agentes químicos y las técnicas más adecuadas para lograr los mejores resultados posibles, mientras se minimizan los riesgos asociados con el procedimiento.

Funciones de la Piel

La piel, más allá de ser una simple cubierta del cuerpo, es un órgano multifuncional que desempeña roles críticos en la protección, regulación y comunicación del organismo con su entorno. Comprender las funciones de la piel es esencial para apreciar cómo los tratamientos dermatológicos, incluidos los peelings químicos, pueden influir en la salud y apariencia de este órgano vital. A continuación, se detallan las principales funciones de la piel:

1. Protección

La piel actúa como la primera línea de defensa del cuerpo contra agresiones externas, protegiendo los tejidos internos de una variedad de amenazas:

- **Barreras Físicas**: La epidermis, particularmente su capa más externa, el estrato córneo, forma una barrera física impermeable que previene la entrada de microorganismos, productos químicos nocivos y partículas ambientales. Esta barrera también impide la pérdida excesiva de agua desde el interior del cuerpo hacia el exterior, ayudando a mantener la hidratación y la homeostasis.

- **Barreras Químicas**: La piel produce secreciones ácidas, como el sudor y el sebo, que forman una película protectora conocida como manto ácido. Este manto tiene un pH ligeramente ácido (alrededor de 5.5), lo que ayuda a inhibir el crecimiento de bacterias y hongos patógenos en la superficie de la piel.

- **Barreras Biológicas**: Además de las barreras físicas y químicas, la piel alberga células inmunitarias, como los queratinocitos, las células de Langerhans y los linfocitos T, que forman parte del sistema inmunológico innato.

Estas células detectan y responden rápidamente a la presencia de patógenos, iniciando una respuesta inflamatoria para neutralizar las amenazas antes de que puedan penetrar más profundamente en el cuerpo.

2. Regulación de la Temperatura Corporal

La piel desempeña un papel crucial en la termorregulación, ayudando a mantener la temperatura corporal dentro de un rango óptimo para el funcionamiento de los órganos internos:

- **Sudoración**: Cuando la temperatura corporal aumenta, las glándulas sudoríparas en la dermis producen sudor, que se libera a la superficie de la piel. A medida que el sudor se evapora, extrae calor del cuerpo, ayudando a enfriarlo. Este mecanismo es especialmente importante en climas cálidos o durante el ejercicio intenso.

- **Vasodilatación y Vasoconstricción**: Los vasos sanguíneos en la dermis se dilatan (vasodilatación) o se contraen (vasoconstricción) en respuesta a cambios en la temperatura ambiental. La vasodilatación aumenta el flujo sanguíneo cerca de la superficie de la piel, permitiendo que el calor se disipe, mientras que la vasoconstricción reduce el flujo sanguíneo superficial para conservar el calor en climas fríos.

- **Aislamiento**: La hipodermis, que contiene tejido adiposo, actúa como un aislante térmico. La grasa subcutánea retiene el calor corporal, ayudando a mantener una temperatura interna constante, especialmente en ambientes fríos.

3. Sensación

La piel es un órgano sensorial que contiene una variedad de receptores especializados que permiten percibir el entorno a través del tacto, la presión, la temperatura y el dolor:

- **Receptores Táctiles**: La piel alberga varios tipos de receptores táctiles, como los corpúsculos de Meissner (sensibles al tacto ligero) y los corpúsculos de Pacini (sensibles a la presión profunda y a las vibraciones). Estos receptores permiten al cuerpo responder a estímulos mecánicos, como el contacto físico, lo que es crucial para la interacción con el entorno.

- **Receptores de Temperatura**: Los receptores de temperatura, conocidos como termorreceptores, detectan cambios en la temperatura ambiental. Estos receptores, ubicados principalmente en la dermis, permiten percibir sensaciones de calor y frío, lo que es vital para evitar daños por temperaturas extremas.

- **Receptores del Dolor**: Los nociceptores son receptores nerviosos que detectan estímulos potencialmente dañinos, como pinchazos, cortes o quemaduras, y generan la sensación de dolor. Esta función protectora alerta al cuerpo sobre posibles lesiones, permitiendo una respuesta rápida para evitar daños mayores.

4. Síntesis y Metabolismo

La piel desempeña un papel importante en la síntesis y el metabolismo de diversas sustancias necesarias para la salud general del cuerpo:

- **Síntesis de Vitamina D**: La piel es el sitio primario para la síntesis de vitamina D, una hormona vital para la salud ósea y el sistema inmunológico. Bajo la influencia de la radiación ultravioleta (UV) del sol, un precursor de la vitamina D, el 7-dehidrocolesterol, presente en la epidermis, se convierte en vitamina D3. Esta vitamina D3 luego se transporta al hígado y los riñones, donde se convierte en su forma activa, calcitriol, que ayuda a regular los niveles de calcio y fósforo en el cuerpo.

- **Metabolismo de Fármacos y Toxinas**: La piel contiene enzimas que pueden metabolizar ciertos fármacos y toxinas que se absorben a través de ella. Este proceso de biotransformación ayuda a detoxificar compuestos potencialmente dañinos antes de que puedan ingresar al torrente sanguíneo.

5. Almacenamiento

La piel actúa como un depósito de agua, lípidos y otras sustancias, lo que contribuye a la homeostasis del cuerpo:

- **Almacenamiento de Agua**: Aunque la piel es una barrera contra la pérdida excesiva de agua, también almacena una cantidad significativa de agua en sus diferentes capas, especialmente en la dermis. Este almacenamiento es crucial para mantener la hidratación de la piel y su función como barrera.

- **Almacenamiento de Lípidos**: La hipodermis, rica en tejido adiposo, actúa como una reserva de energía al almacenar lípidos. Estos lípidos pueden ser movilizados y utilizados como fuente de energía cuando el cuerpo lo necesita, como en períodos de ayuno prolongado.

6. Comunicación

La piel también juega un papel en la comunicación, tanto en términos de respuesta inmune como de interacción social:

- **Señalización Inmunológica**: La piel puede actuar como una señal de alerta para el sistema inmunológico. Cuando se detecta una amenaza, como la presencia de un patógeno, las células inmunitarias en la piel liberan citocinas y otros mediadores que alertan al sistema inmunológico, desencadenando una respuesta inflamatoria que ayuda a combatir la infección.

- **Interacción Social y Expresión Emocional**: La piel refleja muchas emociones y estados de salud, lo que la convierte en un medio de comunicación no verbal. Por ejemplo, el rubor puede indicar vergüenza o excitación, mientras que la palidez puede señalar miedo o enfermedad. Además, la apariencia de la piel, incluyendo su textura, tono y luminosidad, tiene un impacto significativo en la autoestima y la percepción social.

7. Excreción

Aunque no es su función principal, la piel participa en la excreción de ciertas sustancias a través del sudor:

- **Excreción de Desechos Metabólicos:** Las glándulas sudoríparas excretan agua junto con sales, urea, ácido úrico y otras sustancias de desecho. Aunque la excreción a través de la piel es limitada en comparación con otros órganos como los riñones, contribuye a la eliminación de toxinas y la regulación del equilibrio electrolítico.

Respuesta de la Piel a los Agentes Exfoliantes

La exfoliación es un proceso fundamental en el cuidado de la piel que implica la eliminación controlada de las capas superficiales de la epidermis para estimular la regeneración celular y mejorar la apariencia y la salud cutánea. Los agentes exfoliantes, ya sean químicos o físicos, interactúan con la piel desencadenando una serie de respuestas biológicas que afectan tanto la estructura como la función de este órgano. Comprender en profundidad cómo la piel responde a estos agentes es esencial para maximizar los beneficios terapéuticos y estéticos de los procedimientos exfoliantes, al tiempo que se minimizan los riesgos y efectos secundarios.

En este apartado, exploraremos detalladamente las respuestas de la piel a los agentes exfoliantes, centrándonos en los mecanismos de acción, las fases de respuesta cutánea, los efectos a nivel celular y tisular, y los factores que influyen en la reacción de la piel ante diferentes tipos de exfoliantes.

1. Mecanismos de Acción de los Agentes Exfoliantes

Los agentes exfoliantes actúan principalmente mediante la eliminación de las capas más externas de la epidermis, pero los mecanismos específicos varían según el tipo de agente utilizado.

1.1. Exfoliantes Químicos

Los exfoliantes químicos utilizan sustancias ácidas o enzimáticas para disolver los enlaces que mantienen unidas a las células en la capa córnea, facilitando su desprendimiento y promoviendo la renovación celular. Los principales tipos de exfoliantes químicos incluyen:

- **Alfa-hidroxiácidos (AHAs)**: Como el ácido glicólico, láctico y mandélico, actúan rompiendo las uniones intercelulares (desmosomas) en el estrato córneo, lo que permite la exfoliación de las células muertas y estimula la producción de colágeno y elastina en la dermis.

- **Beta-hidroxiácidos (BHAs)**: Principalmente el ácido salicílico, tienen la capacidad de penetrar en los poros y disolver el sebo, lo que los hace efectivos en el tratamiento del acné y la piel grasa. También poseen propiedades antiinflamatorias y antimicrobianas.

- **Ácido Tricloroacético (TCA)**: Dependiendo de la concentración, puede provocar una exfoliación desde superficial hasta profunda, causando la coagulación de proteínas y desencadenando una remodelación significativa de la dermis.

- **Fenol**: Utilizado en peelings profundos, causa la destrucción controlada de las capas superficiales y medias de la piel, estimulando una intensa regeneración cutánea y producción de nuevo colágeno.

- **Enzimas Proteolíticas**: Como la papaína y la bromelina, degradan las proteínas en la superficie de la piel, facilitando la eliminación de células muertas sin causar una exfoliación agresiva.

1.2. Exfoliantes Físicos

Los exfoliantes físicos eliminan las células muertas de la superficie de la piel mediante abrasión mecánica. Esto puede lograrse mediante:

- **Scrubs**: Productos que contienen partículas abrasivas como azúcar, sal, semillas molidas o microesferas sintéticas que, al ser frotadas sobre la piel, eliminan físicamente las células superficiales.

- **Cepillado en Seco**: Uso de cepillos con cerdas firmes para exfoliar la piel y estimular la circulación sanguínea y linfática.

- **Microdermoabrasión**: Procedimiento que utiliza dispositivos que proyectan microcristales sobre la piel o cuentan con puntas de diamante para exfoliar de manera controlada las capas superficiales de la epidermis.

1.3. Exfoliantes Combinados

Algunos tratamientos combinan agentes químicos y físicos para potenciar los efectos exfoliantes y abordar múltiples problemas cutáneos de manera simultánea. Por ejemplo, una microdermoabrasión seguida de la aplicación de un peeling químico suave puede mejorar la penetración y eficacia del tratamiento.

2. Fases de la Respuesta Cutánea a la Exfoliación

La respuesta de la piel a los agentes exfoliantes se desarrolla en varias fases interrelacionadas, que incluyen:

2.1. Fase Inflamatoria

Inmediatamente después de la exfoliación, se produce una respuesta inflamatoria aguda caracterizada por:

- **Vasodilatación**: Aumento del flujo sanguíneo en la zona tratada, lo que provoca enrojecimiento (eritema) y sensación de calor. Esto facilita la llegada de células inmunitarias y nutrientes esenciales para la reparación tisular.

- **Liberación de Mediadores Inflamatorios**: Como histamina, prostaglandinas y citoquinas, que contribuyen a modular la respuesta inflamatoria y preparan el tejido para la fase de reparación.

- **Migración de Células Inmunitarias**: Células como neutrófilos y macrófagos se desplazan al sitio de la lesión para eliminar detritos celulares y prevenir infecciones.

2.2. Fase de Proliferación

Esta fase implica la regeneración activa de los tejidos dañados y se caracteriza por:

- **Reepitelización**: Proliferación y migración de queratinocitos desde los bordes de la zona exfoliada y desde anexos cutáneos como folículos pilosos y glándulas sudoríparas, que repueblan la superficie cutánea y restablecen la integridad de la epidermis.

- **Síntesis de Matriz Extracelular**: Fibroblastos en la dermis aumentan la producción de colágeno, elastina y glicosaminoglicanos, lo que contribuye a mejorar la firmeza y elasticidad de la piel.

- **Angiogénesis**: Formación de nuevos vasos sanguíneos que suministran oxígeno y nutrientes a los tejidos en regeneración.

2.3. Fase de Remodelación

En esta etapa, los tejidos recién formados se reorganizan y maduran:

- **Maduración del Colágeno**: Las fibras de colágeno se reorganizan y fortalecen, mejorando la estructura y resistencia de la dermis.

- **Restablecimiento de la Barrera Cutánea**: La función barrera de la epidermis se restaura completamente, normalizando la pérdida de agua transepidérmica y protegiendo contra agresiones externas.

- **Reducción de la Inflamación**: Los mediadores inflamatorios disminuyen gradualmente, y la piel recupera su coloración y textura normales.

El tiempo que cada fase toma puede variar dependiendo del tipo y profundidad de la exfoliación realizada. Por ejemplo, un peeling superficial puede completar estas fases en pocos días, mientras que un peeling profundo puede requerir semanas o incluso meses para una recuperación completa.

3. Efectos a Nivel Celular y Tisular

La exfoliación induce una serie de cambios específicos en diferentes tipos de células y tejidos cutáneos:

3.1. Queratinoctios

- **Aumento de la Renovación Celular**: La exfoliación acelera el ciclo de vida de los queratinocitos, promoviendo una renovación más rápida de la epidermis y mejorando la textura y luminosidad de la piel.

- **Mejora de la Cohesión Celular**: La regeneración epidérmica post-exfoliación suele resultar en una organización más ordenada de los queratinocitos, lo que fortalece la función barrera de la piel.

- **Reducción de Hiperqueratosis**: La eliminación de capas córneas engrosadas ayuda a normalizar el grosor epidérmico y prevenir la obstrucción de poros, beneficiando condiciones como el acné y la psoriasis.

3.2. Melanocitos

- **Distribución Uniforme de la Melanina**: La exfoliación puede ayudar a dispersar acumulaciones de pigmento, reduciendo manchas y uniformando el tono de la piel.

- **Modulación de la Actividad Melanocítica**: Algunos agentes exfoliantes, especialmente los AHAs, pueden inhibir la actividad de la tirosinasa, enzima clave en la producción de melanina, ayudando a prevenir y tratar la hiperpigmentación.

3.3. Fibroblastos

- **Estimulación de la Síntesis de Colágeno y Elastina**: La respuesta inflamatoria inicial y la posterior liberación de factores de crecimiento activan a los fibroblastos para producir nuevas fibras de colágeno y elastina, mejorando la firmeza y elasticidad de la piel.

- **Producción de Glicosaminoglicanos**: Aumenta la síntesis de ácido hialurónico y otros componentes de la matriz extracelular que contribuyen a la hidratación y volumen cutáneo.

3.4. Vasos Sanguíneos

- **Mejora de la Microcirculación**: La vasodilatación y angiogénesis inducidas por la exfoliación mejoran el suministro de oxígeno y nutrientes a los tejidos, favoreciendo la salud general de la piel.

- **Reducción de Eritemas Crónicos**: Con procedimientos controlados, puede lograrse una regulación del flujo sanguíneo que ayuda a disminuir enrojecimientos persistentes asociados a condiciones como la rosácea.

4. Factores que Influyen en la Respuesta Cutánea

La respuesta de la piel a los agentes exfoliantes puede variar ampliamente dependiendo de varios factores:

4.1. Tipo y Concentración del Agente Exfoliante

- **Potencia del Agente**: Agentes más fuertes o en concentraciones más altas provocarán respuestas más intensas, con mayor profundidad de penetración y efectos más pronunciados, pero también con mayor riesgo de efectos secundarios.

- **pH de la Solución**: Un pH más bajo aumenta la actividad del agente exfoliante, intensificando su efecto en la piel.

4.2. Tipo de Piel

- **Espesor y Sensibilidad**: Pieles más gruesas pueden tolerar exfoliaciones más profundas, mientras que pieles sensibles requieren tratamientos más suaves para evitar irritación excesiva.

- **Fototipo**: Pieles más oscuras (fototipos altos) tienen mayor riesgo de desarrollar hiperpigmentación post-inflamatoria, por lo que la selección cuidadosa del agente y la profundidad del peeling es esencial.

4.3. Estado de Salud de la Piel

- **Condiciones Previas**: La presencia de condiciones como acné activo, dermatitis o heridas abiertas influye en la elección del tratamiento y en la respuesta de la piel.

- **Hidratación y Nutrición**: Una piel bien hidratada y nutrida responde mejor y se recupera más rápidamente de los procedimientos exfoliantes.

4.4. Edad y Género

- **Edad**: Con la edad, la capacidad regenerativa de la piel disminuye, por lo que los tiempos de recuperación pueden ser más prolongados en personas mayores.

- **Género**: La piel masculina tiende a ser más gruesa y grasa, lo que puede influir en la selección y respuesta a los agentes exfoliantes.

4.5. Factores Ambientales

- **Exposición Solar**: La exposición al sol antes y después de la exfoliación puede aumentar el riesgo de complicaciones como quemaduras y pigmentación irregular.

- **Clima**: Condiciones climáticas extremas, como frío intenso o baja humedad, pueden afectar la recuperación de la piel post-exfoliación.

5. Potenciales Efectos Secundarios y Complicaciones

Aunque la exfoliación controlada ofrece numerosos beneficios, es importante considerar y gestionar los posibles efectos secundarios:

5.1. Irritación y Eritema

- **Descripción**: Enrojecimiento y sensibilidad son respuestas comunes y generalmente temporales tras la exfoliación.

- **Manejo**: Uso de productos calmantes y emolientes, y evitar irritantes adicionales hasta que la piel se recupere.

5.2. Sequedad y Descamación

- **Descripción**: La eliminación de la capa córnea puede conducir a sequedad y descamación visible.

- **Manejo**: Hidratación adecuada y uso de cremas humectantes para restaurar la barrera cutánea.

5.3. Hiperpigmentación Post-Inflamatoria

- **Descripción**: Oscurecimiento de áreas de la piel como respuesta a la inflamación inducida por la exfoliación, más común en fototipos altos.

- **Manejo**: Uso de agentes despigmentantes, protección solar estricta y, en algunos casos, tratamientos adicionales como peelings suaves o láser.

5.4. Infecciones

- **Descripción**: Aunque raras, pueden ocurrir si la barrera cutánea está comprometida y se expone a patógenos.

- **Manejo**: Higiene adecuada durante y después del procedimiento, y uso de antibióticos tópicos o sistémicos si es necesario.

5.5. Cicatrización Anómala

- **Descripción**: Formación de cicatrices hipertróficas o queloides en respuesta a una lesión profunda.

- **Manejo**: Evaluación previa del riesgo en pacientes propensos y evitar exfoliaciones profundas en áreas susceptibles.

6. Optimización de la Respuesta Cutánea

Para maximizar los beneficios y minimizar los riesgos, se recomiendan las siguientes prácticas:

6.1. Evaluación y Preparación Adecuada

- **Análisis de la Piel**: Evaluar el tipo, estado y necesidades específicas de la piel antes de seleccionar el agente exfoliante.

- **Pretratamiento**: Preparar la piel con productos específicos que mejoren su tolerancia y respuesta al procedimiento.

6.2. Procedimiento Controlado y Personalizado

- **Dosificación Precisa**: Ajustar la concentración y el tiempo de exposición del agente exfoliante según las características individuales del paciente.

- **Técnica Apropiada**: Aplicación uniforme y cuidadosa del agente, siguiendo protocolos establecidos.

6.3. Cuidados Post-Exfoliación

- **Protección Solar**: Uso diligente de protectores solares para prevenir daños adicionales y complicaciones pigmentarias.

- **Hidratación y Nutrición**: Uso de productos hidratantes y nutritivos que apoyen la regeneración y reparación cutánea.

- **Seguimiento Médico**: Monitorización continua para detectar y manejar oportunamente cualquier efecto adverso.

Este análisis detallado de la respuesta de la piel a los agentes exfoliantes proporciona una comprensión integral de los procesos biológicos implicados y sienta las bases para la aplicación efectiva y segura de técnicas de peeling químico.

Principios Químicos Básicos

Tipos de Ácidos Utilizados en Peeling Químico

El peeling químico es una técnica que se basa en la aplicación de diferentes tipos de ácidos sobre la piel para provocar una exfoliación controlada, que puede variar desde una exfoliación superficial hasta una más profunda. Cada tipo de ácido tiene características únicas que lo hacen adecuado para tratar diversas condiciones cutáneas. En este apartado, exploraremos los tipos más comunes de ácidos utilizados en los peelings químicos, sus propiedades, mecanismos de acción, indicaciones y consideraciones importantes.

1. Alfa-hidroxiácidos (AHAs)

Los alfa-hidroxiácidos son un grupo de ácidos solubles en agua que se encuentran de forma natural en muchas frutas y alimentos. Son conocidos por su capacidad para exfoliar la capa más superficial de la piel (estrato córneo), mejorar la textura y promover la renovación celular.

1.1. Ácido Glicólico

- **Origen**: Derivado de la caña de azúcar.

- **Propiedades**: Es el AHA de menor tamaño molecular, lo que le permite penetrar fácilmente en la piel. Es altamente eficaz para la exfoliación superficial, estimulando la producción de colágeno y mejorando la textura de la piel.

- **Indicaciones**: Se utiliza para tratar hiperpigmentación, manchas solares, líneas finas, arrugas y piel con textura rugosa.

- **Concentraciones**: Varía entre el 20% y el 70% para peelings profesionales. Las concentraciones más bajas están disponibles para uso en productos de cuidado diario.

- **Consideraciones**: Puede causar irritación en pieles sensibles. Es esencial el uso de protección solar después del tratamiento, ya que aumenta la fotosensibilidad.

1.2. Ácido Láctico

- **Origen**: Derivado de la leche agria y productos fermentados.

- **Propiedades**: Es más suave que el ácido glicólico, lo que lo hace adecuado para pieles sensibles. Además de exfoliar, tiene propiedades humectantes, ayudando a mantener la piel hidratada.

- **Indicaciones**: Ideal para pieles secas y sensibles, así como para el tratamiento de manchas oscuras y líneas finas.

- **Concentraciones**: Se utiliza en concentraciones de 10% a 50% en peelings profesionales.

- **Consideraciones**: Es menos irritante que otros AHAs, pero aún requiere el uso de protección solar.

1.3. Ácido Mandélico

- **Origen**: Derivado de las almendras amargas.

- **Propiedades**: Tiene una penetración más lenta en la piel debido a su mayor tamaño molecular, lo que reduce el riesgo de irritación. Es antibacteriano, lo que lo hace útil en el tratamiento del acné.

- **Indicaciones**: Apto para pieles sensibles, y es especialmente útil para tratar el acné inflamatorio, la rosácea y la hiperpigmentación.

- **Concentraciones**: Varía entre 10% y 50% en peelings.

- **Consideraciones**: Su penetración más lenta lo convierte en una opción más segura para pieles sensibles y con tendencia a la irritación.

1.4. Ácido Cítrico

- **Origen**: Derivado de cítricos como limones y naranjas.

- **Propiedades**: Es un exfoliante suave con propiedades antioxidantes. Ayuda a mejorar la textura de la piel y a aclarar las manchas.

- **Indicaciones**: Utilizado en combinación con otros AHAs para potenciar sus efectos exfoliantes y aclaradores.

- **Concentraciones**: Generalmente se usa en concentraciones bajas, alrededor del 10% al 20%.

- **Consideraciones**: Puede causar irritación en pieles sensibles, especialmente en altas concentraciones.

2. Beta-hidroxiácidos (BHAs)

Los beta-hidroxiácidos son solubles en grasa, lo que les permite penetrar en los poros obstruidos y exfoliar desde el interior. Son especialmente útiles en el tratamiento de pieles grasas y con tendencia acneica.

2.1. Ácido Salicílico

- **Origen**: Derivado de la corteza del sauce y otras plantas.

- **Propiedades**: Es conocido por su capacidad para penetrar en los poros y disolver el sebo, ayudando a prevenir y tratar el acné. También tiene propiedades antiinflamatorias y antimicrobianas.

- **Indicaciones**: Ideal para pieles grasas, con tendencia acneica y con poros dilatados. También se usa para tratar queratosis pilaris y puntos negros.

- **Concentraciones**: Varía entre el 15% y el 30% en peelings profesionales.

- **Consideraciones**: Es generalmente bien tolerado, pero puede causar sequedad y descamación en algunos tipos de piel. Es crucial la hidratación post-peeling y el uso de protector solar.

3. Ácido Tricloroacético (TCA)

El ácido tricloroacético es un exfoliante químico más potente, utilizado para peelings de profundidad media a profunda, dependiendo de la concentración.

- **Propiedades**: Provoca la coagulación de proteínas en la piel, lo que resulta en una exfoliación más profunda que estimula una regeneración significativa de la dermis.

- **Indicaciones**: Se utiliza para tratar arrugas profundas, cicatrices de acné, melasma resistente, y otros daños severos en la piel como el fotoenvejecimiento.

- **Concentraciones**: Utilizado en concentraciones que varían del 10% al 50%, siendo el 20%-35% lo más común para peelings medios.

- **Consideraciones**: Requiere un tiempo de recuperación significativo, ya que puede causar enrojecimiento, inflamación y formación de costras. Es fundamental el manejo adecuado post-peeling, incluyendo hidratación intensiva y protección solar estricta.

4. Ácido Retinoico

El ácido retinoico, derivado de la vitamina A, es un exfoliante químico utilizado tanto en peelings como en tratamientos tópicos para mejorar la textura de la piel y tratar el fotoenvejecimiento.

- **Propiedades**: Acelera la renovación celular y mejora la producción de colágeno, lo que ayuda a reducir arrugas y líneas finas, así como a mejorar la textura general de la piel.

- **Indicaciones**: Se usa para tratar el fotoenvejecimiento, el acné, la hiperpigmentación y la piel con textura desigual.

- **Concentraciones**: Se aplica en concentraciones variables, dependiendo del grado de exfoliación deseado. Puede ser utilizado solo o en combinación con otros ácidos.

- **Consideraciones**: Puede causar enrojecimiento, sequedad y descamación. El uso de protector solar es esencial para evitar la fotosensibilidad y los daños solares posteriores.

5. Ácido Fenol

El fenol es uno de los ácidos más potentes utilizados en peelings químicos, reservado para peelings profundos que requieren un rejuvenecimiento significativo de la piel.

- **Propiedades**: Produce una exfoliación muy profunda que penetra hasta la dermis reticular, induciendo una regeneración intensa y una producción significativa de colágeno nuevo.

- **Indicaciones**: Se utiliza para tratar arrugas profundas, cicatrices, daño solar severo y otros signos de envejecimiento avanzado.

- **Concentraciones**: Se utiliza en concentraciones variables según la necesidad, pero siempre requiere un manejo especializado debido a su potencia y los posibles efectos secundarios graves.

- **Consideraciones**: Debido a su profundidad, el peeling con fenol conlleva un riesgo considerable de complicaciones, como hipopigmentación permanente, cicatrices y arritmias cardíacas. Requiere anestesia y monitoreo médico, así como un tiempo de recuperación prolongado.

6. Ácido Azelaico

El ácido azelaico es un exfoliante más suave que también tiene propiedades antiinflamatorias y antibacterianas.

- **Propiedades**: Ayuda a reducir la inflamación, limpiar los poros y mejorar el tono desigual de la piel.

- **Indicaciones**: Ideal para tratar acné, rosácea y la hiperpigmentación postinflamatoria.

- **Concentraciones**: Generalmente utilizado en concentraciones más bajas, del 10% al 20%, tanto en peelings suaves como en productos de uso diario.

- **Consideraciones**: Es bien tolerado por la mayoría de los tipos de piel, pero es importante el uso de protector solar después del tratamiento para evitar la fotosensibilidad.

7. Combinaciones de Ácidos

Muchos peelings químicos comerciales combinan varios tipos de ácidos para maximizar los beneficios y abordar múltiples problemas cutáneos simultáneamente. Por ejemplo:

- **Jessner's Peel**: Una combinación de ácido láctico, ácido salicílico y resorcinol. Esta mezcla se utiliza para tratar el acné, el melasma y para proporcionar un rejuvenecimiento general de la piel.

- **Peelings Personalizados**: Los dermatólogos a menudo crean mezclas personalizadas de ácidos para tratar necesidades específicas del paciente, combinando los beneficios de varios ácidos para un tratamiento más integral.

Mecanismos de Acción de los Diferentes Agentes Químicos

El éxito de un peeling químico depende en gran medida de la comprensión de los mecanismos de acción de los agentes químicos utilizados. Estos mecanismos son los procesos mediante los cuales los ácidos aplicados a la piel inducen cambios controlados en su estructura y función, promoviendo la exfoliación y la regeneración cutánea. A continuación, se detalla cómo los diferentes agentes químicos logran estos efectos, basándose en sus propiedades químicas y la forma en que interactúan con la piel.

1. Alfa-hidroxiácidos (AHAs)

Los alfa-hidroxiácidos (AHAs) son solubles en agua y actúan principalmente en la superficie de la piel, facilitando la exfoliación del estrato córneo. Los AHAs incluyen ácidos como el glicólico, láctico, mandélico y cítrico.

1.1. Mecanismo de Acción

- **Disolución de Uniones Intercelulares**: Los AHAs actúan rompiendo los enlaces entre los corneocitos, las células muertas que componen la capa córnea de la epidermis. Estos enlaces están formados por una variedad de proteínas, principalmente corneodesmosomas, que mantienen las células unidas. Al descomponer estos enlaces, los AHAs permiten que las células muertas se desprendan más fácilmente, lo que resulta en una exfoliación suave y la renovación de la superficie cutánea.

- **Estimulación de la Producción de Colágeno**: Además de su acción exfoliante, los AHAs, especialmente el ácido glicólico, pueden penetrar hasta la dermis y estimular los fibroblastos para que produzcan más colágeno y elastina, mejorando la firmeza y elasticidad de la piel a largo plazo.

- **Aumento de la Hidratación**: Los AHAs, en particular el ácido láctico, tienen propiedades humectantes, lo que significa que atraen y retienen la humedad en la piel. Esto contribuye a mejorar la hidratación y la apariencia general de la piel.

1.2. Consideraciones Clínicas

- **Penetración Superficial**: Los AHAs son ideales para peelings superficiales debido a su solubilidad en agua y capacidad para actuar en las capas más externas de la epidermis.

- **Fotosensibilidad**: Debido a la exfoliación y renovación celular, la piel tratada con AHAs es más sensible a la luz ultravioleta, lo que hace esencial el uso de protector solar.

2. Beta-hidroxiácidos (BHAs)

El principal BHA utilizado en peelings químicos es el ácido salicílico. A diferencia de los AHAs, los BHAs son solubles en lípidos, lo que les permite penetrar en los poros obstruidos y exfoliar desde el interior.

2.1. Mecanismo de Acción

- **Penetración en los Poros**: Debido a su solubilidad en lípidos, el ácido salicílico puede penetrar en los poros llenos de sebo. Dentro de los poros, disuelve las células muertas y el sebo que obstruyen los folículos pilosos, ayudando a prevenir la formación de comedones (puntos negros y blancos) y otros tipos de acné.

- **Propiedades Antiinflamatorias**: El ácido salicílico tiene propiedades antiinflamatorias inherentes que ayudan a calmar la piel y reducir la inflamación, lo que es particularmente beneficioso para el tratamiento del acné inflamatorio.

- **Exfoliación Suave pero Profunda**: Aunque el BHA penetra más profundamente que los AHAs, su acción es suave, lo que lo hace adecuado para pieles sensibles o propensas al acné.

2.2. Consideraciones Clínicas

- **Adecuado para Pieles Grasas y Acneicas**: El ácido salicílico es especialmente eficaz para tratar pieles grasas y con tendencia al acné debido a su capacidad para exfoliar dentro de los poros y reducir la producción de sebo.

- **Menor Riesgo de Fotosensibilidad**: Aunque sigue siendo recomendable, el riesgo de fotosensibilidad es menor en comparación con los AHAs.

3. Ácido Tricloroacético (TCA)

El ácido tricloroacético es un agente exfoliante más potente que se utiliza para peelings de profundidad media a profunda, dependiendo de su concentración.

3.1. Mecanismo de Acción

- **Coagulación de Proteínas**: El TCA actúa coagulado las proteínas en la epidermis y la dermis superior. Esta coagulación induce una exfoliación controlada, eliminando las capas superficiales y provocando una respuesta regenerativa en la piel.

- **Estímulo de la Regeneración Dermal**: La lesión controlada causada por el TCA en la dermis estimula una mayor producción de colágeno y elastina por parte de los fibroblastos, lo que mejora la firmeza y reduce las arrugas y cicatrices.

- **Efecto Blanqueador**: A medida que el TCA coagula las proteínas, la piel tratada adquiere un color blanco conocido como "frosting". Este efecto es un indicador visual de la profundidad de penetración y la acción del ácido.

3.2. Consideraciones Clínicas

- **Versatilidad de Profundidad**: El TCA puede ser ajustado para realizar peelings superficiales, medios o profundos, dependiendo de la concentración utilizada (entre 10% y 50%) y el número de capas aplicadas.

- **Tiempo de Recuperación Prolongado**: Los peelings con TCA, especialmente a concentraciones más altas, requieren un tiempo de recuperación significativo y un cuidado post-peeling adecuado para evitar complicaciones.

4. Ácido Retinoico

El ácido retinoico, también conocido como tretinoína, es un derivado de la vitamina A utilizado tanto en tratamientos tópicos como en peelings químicos para mejorar la textura de la piel y tratar diversas condiciones cutáneas.

4.1. Mecanismo de Acción

- **Aceleración de la Renovación Celular**: El ácido retinoico actúa al estimular la proliferación de queratinocitos, lo que acelera el proceso de renovación celular. Esto conduce a una exfoliación más rápida y a la regeneración de una piel más nueva y suave.

- **Estimulación de la Producción de Colágeno**: Además de promover la exfoliación, el ácido retinoico estimula los fibroblastos para aumentar la producción de colágeno en la dermis, lo que ayuda a reducir la aparición de arrugas y mejora la elasticidad de la piel.

- **Regulación de la Pigmentación**: El ácido retinoico puede reducir la hiperpigmentación al inhibir la actividad de los melanocitos, lo que lo convierte en un tratamiento eficaz para el melasma y otras formas de pigmentación irregular.

4.2. Consideraciones Clínicas

- **Uso Combinado**: A menudo, el ácido retinoico se utiliza en combinación con otros agentes exfoliantes para potenciar sus efectos, especialmente en el tratamiento del envejecimiento y la hiperpigmentación.

- **Efectos Secundarios**: Puede causar irritación, enrojecimiento y descamación, por lo que se requiere una adaptación gradual y el uso de emolientes para minimizar el malestar.

5. Ácido Fenol

El fenol es uno de los ácidos más potentes utilizados en peelings químicos profundos, diseñado para provocar cambios significativos en la piel.

5.1. Mecanismo de Acción

- **Penetración Profunda**: El fenol penetra profundamente en la piel, alcanzando la dermis reticular. Provoca una destrucción controlada de la epidermis y parte de la dermis, lo que induce una respuesta de regeneración intensa.

- **Estimulación de la Síntesis de Colágeno**: La lesión profunda causada por el fenol estimula una fuerte respuesta de cicatrización que incluye una producción aumentada de colágeno nuevo, lo que contribuye a un rejuvenecimiento significativo de la piel.

- **Efecto Anestésico Local**: El fenol tiene un ligero efecto anestésico, lo que puede reducir el dolor durante el procedimiento, aunque aún se requiere anestesia debido a la profundidad del peeling.

5.2. Consideraciones Clínicas

- **Riesgo Alto**: El peeling con fenol conlleva riesgos significativos, incluyendo hipopigmentación permanente, cicatrices y complicaciones sistémicas como arritmias cardíacas. Requiere un manejo cuidadoso y un seguimiento estricto.

- **Resultados Dramáticos**: Los resultados pueden ser dramáticos, con mejoras notables en arrugas profundas, cicatrices y daño solar severo, pero el tiempo de recuperación es extenso.

6. Combinaciones de Ácidos

En muchos casos, los peelings químicos utilizan combinaciones de diferentes ácidos para aprovechar los mecanismos de acción complementarios y abordar múltiples problemas cutáneos simultáneamente.

6.1. Mecanismo de Acción

- **Sinergia de Efectos**: Al combinar ácidos con diferentes mecanismos de acción (por ejemplo, un AHA para exfoliación superficial y un BHA para limpieza de poros), se pueden lograr resultados más completos y efectivos en una sola sesión.

- **Personalización del Tratamiento**: Los profesionales pueden ajustar las concentraciones y las combinaciones para personalizar el tratamiento según las necesidades específicas del paciente, lo que permite un enfoque más preciso y seguro.

6.2. Consideraciones Clínicas

- **Mejora de la Eficacia**: La combinación de ácidos puede aumentar la eficacia del peeling, pero también aumenta la complejidad del manejo de la piel post-peeling.

- **Seguimiento y Cuidados**: Es crucial un seguimiento cuidadoso y la implementación de un régimen de cuidado de la piel adecuado para evitar complicaciones como irritación o pigmentación irregular.

Factores que Afectan la Eficacia del Peeling

La eficacia de un peeling químico depende de una variedad de factores que influyen en cómo la piel responde al tratamiento y, por lo tanto, en los resultados finales. Estos factores pueden dividirse en aquellos relacionados con el paciente, el tipo de agente exfoliante utilizado, las técnicas de aplicación y las condiciones post-tratamiento. A continuación, se detallan los principales factores que afectan la eficacia de un peeling químico:

1. Factores Relacionados con el Paciente

1.1. Tipo de Piel

El tipo de piel del paciente es un factor crucial en la eficacia de un peeling químico. La piel puede clasificarse en diferentes tipos según la cantidad de sebo producido, la sensibilidad y la respuesta a los estímulos:

- **Piel Grasa**: Tiende a tolerar peelings más intensos, como los peelings con ácido salicílico, debido a la mayor producción de sebo que protege parcialmente contra la irritación. Sin embargo, también puede requerir concentraciones más altas para obtener resultados óptimos.

- **Piel Seca**: Es más propensa a la irritación y puede necesitar peelings más suaves, como aquellos con ácido láctico, que también proporcionan hidratación. La sequedad puede exacerbar la descamación y el enrojecimiento post-peeling.

- **Piel Sensible**: Puede reaccionar más intensamente a los ácidos, incluso en bajas concentraciones. Es esencial seleccionar agentes menos agresivos y realizar pruebas de tolerancia antes del tratamiento completo.

- **Piel Normal**: Generalmente tolera bien la mayoría de los peelings y puede beneficiarse de una amplia gama de agentes, dependiendo de las necesidades específicas.

1.2. Fototipo de Piel

El fototipo de piel, que clasifica la piel según su respuesta a la exposición solar, también influye en la elección del peeling y en su eficacia:

- **Fototipos Bajos (I-II)**: Son más susceptibles a quemaduras solares y a efectos secundarios como la irritación y la inflamación. Sin embargo, estos fototipos también responden bien a la mayoría de los peelings, siempre que se siga un estricto protocolo de protección solar post-peeling.

- **Fototipos Altos (III-VI)**: Estos fototipos tienen un mayor riesgo de desarrollar hiperpigmentación postinflamatoria después de un peeling químico. Es fundamental utilizar agentes adecuados y proceder con precaución, asegurando una adecuada preparación de la piel y un seguimiento post-tratamiento.

1.3. Estado General de la Piel

La condición actual de la piel del paciente influye en cómo responderá al peeling:

- **Piel Dañada o Inflamada**: Si la piel está inflamada o presenta condiciones como dermatitis, acné activo severo o heridas abiertas, el peeling puede exacerbar estos problemas. Es esencial tratar las condiciones subyacentes antes de realizar un peeling.

- **Piel Madura**: La piel envejecida puede tener una capacidad de regeneración reducida y puede requerir peelings menos agresivos o una combinación de tratamientos para obtener los mejores resultados.

- **Piel con Acné**: El acné activo puede beneficiarse de peelings específicos, como los de ácido salicílico, pero se debe tener cuidado de no exacerbar la inflamación.

1.4. Historia Médica y Medicación

La historia médica del paciente y el uso de ciertos medicamentos pueden afectar la eficacia y seguridad del peeling:

- **Medicamentos Fotosensibilizantes**: Medicamentos como los antibióticos tetraciclínicos pueden aumentar la fotosensibilidad, lo que incrementa el riesgo de quemaduras solares y complicaciones post-peeling.

- **Retinoides**: El uso previo de retinoides tópicos o sistémicos puede hacer que la piel sea más reactiva al peeling, mejorando los resultados, pero también aumentando el riesgo de irritación.

- **Enfermedades Sistémicas**: Condiciones como el lupus eritematoso sistémico o el vitíligo pueden predisponer a la piel a reacciones adversas. Es crucial un manejo cuidadoso y una evaluación médica completa antes del procedimiento.

2. Factores Relacionados con el Agente Exfoliante

2.1. Tipo y Concentración del Ácido

El tipo de ácido y su concentración son determinantes clave de la profundidad y la eficacia del peeling:

- **Ácidos Más Suaves**: Como el ácido láctico o mandélico, son más adecuados para peelings superficiales y para pieles sensibles. Proporcionan una exfoliación leve que mejora la textura y la hidratación sin causar irritación significativa.

- **Ácidos Más Fuertes**: Como el ácido tricloroacético (TCA) y el fenol, se utilizan para peelings medios a profundos. Estos ácidos provocan una exfoliación más profunda, lo que resulta en una renovación cutánea más significativa, pero también conlleva un mayor riesgo de complicaciones y requiere un tiempo de recuperación más largo.

- **Concentración del Ácido**: Una mayor concentración generalmente produce una exfoliación más intensa y profunda. Sin embargo, también aumenta el riesgo de irritación y otros efectos secundarios. La concentración debe ajustarse en función del tipo de piel y la condición que se desea tratar.

2.2. pH de la Solución

El pH del ácido utilizado en el peeling afecta directamente su potencia y capacidad de penetración:

- **pH Bajo**: Un pH más bajo (más ácido) aumenta la eficacia del agente exfoliante, ya que incrementa su capacidad para penetrar en la piel y romper los enlaces intercelulares. Sin embargo, un pH muy bajo puede aumentar significativamente el riesgo de irritación.

- **pH Ajustado**: Algunos peelings utilizan ácidos con un pH ajustado para reducir la irritación mientras se mantiene la eficacia. Esto es especialmente importante en pieles sensibles o en peelings que requieren un tiempo de contacto prolongado.

3. Factores Relacionados con la Técnica de Aplicación

3.1. Preparación de la Piel

La preparación adecuada de la piel antes del peeling es fundamental para mejorar su eficacia:

- **Pretratamiento con Retinoides**: El uso de retinoides tópicos antes del peeling puede aumentar la penetración del ácido y mejorar los resultados al acelerar la renovación celular.

- **Hidratación Previa**: Mantener la piel bien hidratada antes del procedimiento ayuda a reducir el riesgo de irritación y a mejorar la homogeneidad de la exfoliación.

- **Limpieza Adecuada**: La piel debe estar limpia y libre de aceites y productos cosméticos antes de la aplicación del peeling para asegurar una penetración uniforme del ácido.

3.2. Técnica de Aplicación

La manera en que se aplica el peeling influye directamente en su eficacia:

- **Método de Aplicación**: Los peelings pueden aplicarse con pinceles, esponjas o aplicadores de algodón, cada uno proporcionando un nivel diferente de precisión y penetración. La elección del método depende del tipo de peeling y del área a tratar.

- **Tiempo de Contacto**: El tiempo que el ácido permanece en la piel determina la profundidad de la exfoliación. Un tiempo de contacto más prolongado puede aumentar la profundidad, pero también el riesgo de efectos secundarios. Este factor debe ser controlado cuidadosamente por el profesional.

- **Número de Capas**: Aplicar múltiples capas del ácido puede aumentar la profundidad del peeling. Es esencial evaluar la respuesta de la piel entre capas para evitar una exfoliación excesiva.

3.3. Neutralización

Algunos peelings requieren un proceso de neutralización para detener la acción del ácido:

- **Neutralización Temprana**: En caso de una reacción adversa o si la exfoliación alcanza la profundidad deseada, es necesario neutralizar el ácido rápidamente para evitar daño excesivo.

- **Eficacia de la Neutralización**: La elección del agente neutralizante y su aplicación oportuna son cruciales para detener la acción del ácido de manera efectiva y segura.

4. Factores Relacionados con el Cuidado Post-Tratamiento

4.1. Protección Solar

Después de un peeling químico, la piel es extremadamente sensible a la radiación ultravioleta:

- **Uso de Protector Solar**: Es imperativo que el paciente use protector solar de amplio espectro con un alto factor de protección (SPF 30 o superior) para proteger la piel y prevenir complicaciones como la hiperpigmentación.

- **Evitar la Exposición al Sol**: Se debe evitar la exposición directa al sol durante al menos una semana después del peeling, o más tiempo si se realizó un peeling medio o profundo.

4.2. Hidratación y Cuidado de la Barrera Cutánea

El cuidado post-tratamiento adecuado es esencial para la recuperación y los resultados:

- **Hidratación Intensiva**: La piel necesita ser hidratada regularmente para mantener la barrera cutánea intacta y facilitar la curación. Productos con ingredientes calmantes como aloe vera, ácido hialurónico o péptidos pueden ser beneficiosos.

- **Evitar Productos Irritantes**: Durante la fase de recuperación, deben evitarse los productos que contienen retinoides, AHAs/BHAs o fragancias, ya que pueden irritar la piel recién exfoliada.

4.3. Monitoreo y Seguimiento

El seguimiento posterior al peeling es crucial para evaluar la eficacia del tratamiento y prevenir o manejar posibles complicaciones:

- **Revisiones Regulares**: Programar citas de seguimiento para monitorear la evolución del peeling y la respuesta de la piel es esencial para ajustar el cuidado post-tratamiento según sea necesario.

- **Identificación Temprana de Complicaciones**: Cualquier signo de infección, cicatrización anormal o pigmentación debe ser tratado de inmediato para minimizar el impacto en los resultados finales.

Estos factores, combinados, determinan la eficacia general de un peeling químico. Al considerar y gestionar cuidadosamente cada uno de ellos, los profesionales pueden maximizar los beneficios del tratamiento, minimizando al mismo tiempo los riesgos y asegurando que los resultados cumplan con las expectativas del paciente.

Clasificación de los Peelings Químicos

Peelings Superficiales

Los peelings superficiales son uno de los tipos más comunes y versátiles de peelings químicos. Estos procedimientos se centran en la exfoliación de las capas más externas de la epidermis, particularmente el estrato córneo, y son ideales para mejorar la textura y apariencia de la piel con un tiempo de recuperación mínimo. A continuación, se describe en detalle qué son los peelings superficiales, cómo funcionan, sus indicaciones, los agentes químicos utilizados, los beneficios, y las consideraciones a tener en cuenta antes, durante y después del tratamiento.

1. ¿Qué son los Peelings Superficiales?

Los peelings superficiales, también conocidos como "lunchtime peels" debido a su rápida aplicación y tiempo de recuperación, son procedimientos en los que se aplican agentes químicos suaves para exfoliar la capa más externa de la piel. Este tipo de peeling es adecuado para personas que buscan mejorar la apariencia de su piel de manera sutil y sin un periodo de inactividad significativo.

2. Mecanismo de Acción

El principal objetivo de un peeling superficial es eliminar las células muertas acumuladas en el estrato córneo, la capa más externa de la epidermis. Al hacerlo, se estimula la renovación celular, lo que lleva a una piel más suave, uniforme y luminosa.

- **Disolución de Corneocitos**: Los agentes químicos utilizados en los peelings superficiales rompen los enlaces entre los corneocitos, facilitando su desprendimiento y promoviendo la aparición de células nuevas en la superficie de la piel.

- **Estimulación de la Renovación Celular**: Aunque la acción es predominantemente superficial, la eliminación de las capas más externas de la epidermis puede desencadenar una renovación celular más rápida y mejorar la función barrera de la piel.

- **Mejora de la Hidratación y la Textura**: Algunos agentes exfoliantes, como los alfa-hidroxiácidos (AHAs), no solo exfolian, sino que también tienen propiedades humectantes que mejoran la hidratación de la piel, lo que contribuye a una textura más suave.

3. Indicaciones

Los peelings superficiales son adecuados para tratar una variedad de problemas cutáneos leves a moderados, incluyendo:

- **Fotoenvejecimiento**: Mejora las líneas finas y las primeras señales de envejecimiento provocadas por la exposición al sol.

- **Hiperpigmentación Leve**: Trata manchas solares, melasma superficial y otras formas de hiperpigmentación, ayudando a igualar el tono de la piel.

- **Textura Irregular**: Suaviza la piel rugosa o con textura desigual.

- **Acné Leve**: Reduce la obstrucción de los poros y controla la producción de sebo en pieles propensas al acné.

- **Piel Opaca**: Revitaliza la piel apagada, devolviéndole luminosidad y frescura.

4. Agentes Químicos Utilizados en Peelings Superficiales

Varios agentes químicos pueden utilizarse en peelings superficiales, cada uno con características y beneficios específicos:

4.1. Alfa-hidroxiácidos (AHAs)

- **Ácido Glicólico**: Derivado de la caña de azúcar, es uno de los AHAs más comunes para peelings superficiales. Es eficaz para tratar hiperpigmentación leve y mejorar la textura de la piel. Se utiliza en concentraciones del 20% al 50%.

- **Ácido Láctico**: Derivado de la leche agria, es un exfoliante suave con propiedades humectantes, adecuado para pieles sensibles. Se utiliza en concentraciones del 10% al 30%.

- **Ácido Mandélico**: Derivado de las almendras amargas, tiene un tamaño molecular mayor, lo que permite una penetración más lenta y reduce el riesgo de irritación. Es ideal para pieles sensibles y con tendencia al acné. Se utiliza en concentraciones del 20% al 30%.

4.2. Beta-hidroxiácidos (BHAs)

- **Ácido Salicílico**: Es el BHA más comúnmente utilizado, especialmente efectivo para pieles grasas y propensas al acné debido a su solubilidad en lípidos y capacidad para penetrar en los poros. Se utiliza en concentraciones del 10% al 30%.

4.3. Enzimas Proteolíticas

- **Papaína y Bromelina**: Derivadas de la papaya y la piña, respectivamente, estas enzimas descomponen las proteínas de la capa córnea, facilitando la exfoliación sin irritar la piel. Son ideales para pieles sensibles y se utilizan en peelings suaves.

4.4. Ácido Retinoico (Retinol)

- **Ácido Retinoico**: Utilizado en concentraciones bajas para peelings superficiales, promueve la renovación celular y mejora la textura y el tono de la piel. Se suele utilizar en combinación con otros ácidos para potenciar sus efectos.

5. Beneficios de los Peelings Superficiales

Los peelings superficiales ofrecen una serie de beneficios tanto estéticos como terapéuticos:

- **Mejora Inmediata de la Textura**: La piel se siente más suave y luce más uniforme después del tratamiento, con una reducción visible de la rugosidad y las imperfecciones menores.

- **Luminosidad Aumentada**: La eliminación de las células muertas devuelve la luminosidad natural a la piel, haciéndola lucir más joven y saludable.

- **Reducción de Poros y Sebo**: Ayuda a reducir el tamaño de los poros y a controlar la producción de sebo, lo que es beneficioso para las pieles grasas y con tendencia al acné.

- **Tiempo de Recuperación Mínimo**: A diferencia de los peelings más profundos, los peelings superficiales tienen un tiempo de recuperación muy corto. Los pacientes pueden experimentar enrojecimiento leve y descamación ligera, pero pueden reanudar sus actividades normales casi de inmediato.

- **Versatilidad y Seguridad**: Son seguros para casi todos los tipos de piel y pueden repetirse con regularidad para mantener los resultados.

6. Consideraciones y Precauciones

Aunque los peelings superficiales son generalmente seguros, existen algunas consideraciones importantes:

6.1. Preparación Previa

- **Evaluación de la Piel**: Es crucial realizar una evaluación adecuada de la piel para determinar si el paciente es un buen candidato para un peeling superficial y elegir el agente más adecuado.

- **Pretratamiento**: En algunos casos, se puede recomendar el uso de productos pretratamiento, como retinoides o AHAs, para preparar la piel y mejorar los resultados.

6.2. Procedimiento

- **Técnica de Aplicación**: La aplicación debe ser uniforme para evitar áreas de sobreexfoliación. El tiempo de contacto con la piel varía según el agente y la concentración, y debe ser controlado cuidadosamente.

- **Neutralización**: Algunos peelings superficiales requieren neutralización para detener la acción del ácido, mientras que otros, como el ácido salicílico, se neutralizan automáticamente con el paso del tiempo.

6.3. Cuidados Post-tratamiento

- **Protección Solar**: La piel estará más sensible al sol después de un peeling superficial, por lo que el uso de protector solar de amplio espectro es imprescindible para evitar la hiperpigmentación.

- **Hidratación**: Es importante mantener la piel hidratada después del tratamiento para apoyar la recuperación y maximizar los resultados.

- **Evitar la Exfoliación Adicional**: Durante la recuperación, se deben evitar los exfoliantes físicos y otros productos que puedan irritar la piel.

7. Resultados y Frecuencia del Tratamiento

Los resultados de los peelings superficiales son visibles en pocos días y pueden incluir una piel más suave, luminosa y con un tono más uniforme. Para mantener estos resultados, los peelings superficiales pueden repetirse regularmente, generalmente cada 4 a 6 semanas, dependiendo de las necesidades individuales del paciente y del tipo de piel.

Los peelings superficiales son una opción excelente para aquellos que buscan mejorar su piel de manera segura y efectiva sin un tiempo de inactividad significativo. Su versatilidad y la amplia gama de agentes disponibles permiten personalizar los tratamientos según las necesidades específicas de cada paciente, lo que los convierte en una herramienta valiosa en la práctica dermatológica

Peelings Medios

Los peelings medios representan un enfoque más intensivo en la exfoliación química de la piel, penetrando más allá de las capas superficiales de la epidermis y alcanzando la dermis papilar. Este tipo de peeling es particularmente eficaz para tratar problemas cutáneos más pronunciados, como arrugas moderadas, cicatrices de acné y daños solares más profundos. A continuación, se detalla en profundidad qué son los peelings medios, cómo funcionan, las indicaciones, los agentes químicos utilizados, los beneficios y las consideraciones importantes antes, durante y después del tratamiento.

1. ¿Qué son los Peelings Medios?

Los peelings medios son procedimientos que eliminan tanto la epidermis como parte de la dermis superficial (dermis papilar). Debido a su mayor profundidad de acción, estos peelings ofrecen resultados más notables que los peelings superficiales, pero también requieren un mayor tiempo de recuperación y cuidados post-tratamiento.

2. Mecanismo de Acción

El objetivo de los peelings medios es inducir una exfoliación más profunda, lo que provoca una mayor regeneración de la piel. Al penetrar en la dermis papilar, estos peelings desencadenan una respuesta de cicatrización más intensa, lo que lleva a la remodelación del colágeno y a una mejora significativa en la textura y el tono de la piel.

- **Coagulación de Proteínas en la Dermis**: Los agentes químicos utilizados en los peelings medios coagulan las proteínas en las capas superiores de la dermis, lo que provoca la exfoliación de la epidermis y la dermis superficial. Esto desencadena un proceso de curación en el que se forman nuevas células epidérmicas y se estimula la producción de colágeno.

- **Estimulación de la Producción de Colágeno**: La lesión controlada en la dermis activa los fibroblastos, células responsables de la producción de colágeno, lo que mejora la firmeza y elasticidad de la piel a largo plazo.

- **Mejora del Tono y la Textura**: Al exfoliar las capas más profundas de la piel, los peelings medios pueden corregir problemas de pigmentación, reducir la apariencia de cicatrices y suavizar arrugas.

3. Indicaciones

Los peelings medios son adecuados para tratar una variedad de problemas cutáneos más severos o persistentes, incluyendo:

- **Arrugas Moderadas**: Reducen las líneas de expresión y las arrugas moderadas, especialmente las causadas por el fotoenvejecimiento.

- **Cicatrices de Acné**: Mejora la apariencia de cicatrices superficiales a moderadas dejadas por el acné, alisando la textura de la piel.

- **Hiperpigmentación Moderada a Severa**: Trata el melasma resistente, manchas solares y otros tipos de hiperpigmentación más profunda.

- **Daño Solar**: Corrige los signos de fotoenvejecimiento más severos, como la textura rugosa y las manchas solares extensas.

- **Queratosis Actínica**: Puede tratar lesiones precancerosas superficiales causadas por la exposición solar crónica.

4. Agentes Químicos Utilizados en Peelings Medios

Varios agentes químicos son utilizados en los peelings medios, siendo el ácido tricloroacético (TCA) el más común, pero también se utilizan combinaciones de ácidos para optimizar los resultados.

4.1. Ácido Tricloroacético (TCA)

- **Propiedades**: El TCA es un ácido fuerte que, dependiendo de su concentración, puede realizar peelings de profundidad media. Provoca la coagulación de proteínas en la piel, lo que resulta en la exfoliación de las capas superficiales y la estimulación de la regeneración cutánea.

- **Concentraciones**: Se utiliza típicamente en concentraciones del 20% al 35% para peelings medios. Las concentraciones más altas (alrededor del 50%) pueden ser utilizadas para peelings más profundos, pero con mayores riesgos y tiempos de recuperación más largos.

- **Indicaciones Específicas**: Adecuado para tratar arrugas moderadas, cicatrices superficiales y pigmentación irregular.

4.2. Peeling de Jessner

- **Composición**: El peeling de Jessner es una solución combinada que contiene ácido láctico, ácido salicílico y resorcinol. Es un peeling medio utilizado para tratar una variedad de problemas cutáneos.

- **Propiedades**: Cada componente del peeling de Jessner actúa sinérgicamente: el ácido láctico exfolia superficialmente y humecta, el ácido salicílico penetra en los poros y reduce la inflamación, y el resorcinol potencia la exfoliación y el aclarado de la piel.

- **Indicaciones Específicas**: Es efectivo para el tratamiento del acné, hiperpigmentación y fotoenvejecimiento.

4.3. Combinación de Ácido TCA y Ácido Retinoico

- **Propiedades**: Esta combinación se utiliza para mejorar la penetración y eficacia del peeling. El ácido retinoico acelera la renovación celular y mejora la textura de la piel, mientras que el TCA induce una exfoliación más profunda.

- **Indicaciones Específicas**: Ideal para el tratamiento de cicatrices de acné, arrugas moderadas y pigmentación persistente.

4.4. Ácido Glicólico en Altas Concentraciones

- **Propiedades**: Aunque el ácido glicólico se utiliza comúnmente en peelings superficiales, en concentraciones más altas (50% o más), puede realizar peelings medios, proporcionando una exfoliación más profunda.

- **Indicaciones Específicas**: Utilizado para tratar fotoenvejecimiento, hiperpigmentación y mejorar la textura de la piel.

5. Beneficios de los Peelings Medios

Los peelings medios ofrecen resultados significativos, con beneficios que incluyen:

- **Reducción Visible de Arrugas y Líneas Finas**: La exfoliación más profunda permite alisar las arrugas y mejorar la elasticidad de la piel.

- **Mejora de la Apariencia de Cicatrices**: Las cicatrices superficiales a moderadas, especialmente las dejadas por el acné, pueden reducirse notablemente.

- **Uniformidad del Tono de la Piel**: Los peelings medios pueden aclarar y unificar el tono de la piel al tratar la hiperpigmentación más profunda.

- **Estimulación de la Producción de Colágeno**: La producción de nuevo colágeno en la dermis contribuye a una piel más firme y joven.

- **Resultados Duraderos**: Aunque requieren un tiempo de recuperación mayor, los resultados de los peelings medios suelen ser duraderos y más significativos que los de los peelings superficiales.

6. Consideraciones y Precauciones

Debido a la mayor profundidad de los peelings medios, se deben tener en cuenta ciertas consideraciones:

6.1. Preparación Previa

- **Evaluación de la Piel**: Una evaluación exhaustiva es crucial para determinar si el paciente es un buen candidato para un peeling medio. Esto incluye la revisión del tipo de piel, la historia médica y la evaluación de las expectativas del paciente.

- **Pretratamiento**: Puede incluir el uso de retinoides o hidroquinona para preparar la piel y mejorar los resultados. También se recomienda evitar la exposición solar y ciertos medicamentos que puedan aumentar el riesgo de complicaciones.

6.2. Procedimiento

- **Aplicación Controlada**: Debido a la mayor potencia de los agentes utilizados, la aplicación debe ser precisa y controlada para evitar una exfoliación excesiva o daño a la piel.

- **Monitoreo del Frosting**: El "frosting" o el blanqueamiento de la piel indica la coagulación de las proteínas y es un signo de la profundidad alcanzada por el ácido. El profesional debe monitorear cuidadosamente este proceso para asegurar un peeling efectivo y seguro.

6.3. Cuidados Post-tratamiento

- **Tiempo de Recuperación**: Los peelings medios requieren un tiempo de recuperación de una a dos semanas, durante el cual la piel puede estar enrojecida, hinchada y descamarse considerablemente.

- **Protección Solar Estricta**: Es esencial proteger la piel de la exposición solar para evitar complicaciones como hiperpigmentación. Se recomienda el uso de un protector solar de amplio espectro con SPF 30 o superior.

- **Hidratación y Reparación**: El uso de productos hidratantes y reparadores es crucial para ayudar a la piel a recuperarse y maximizar los resultados del peeling.

- **Seguimiento Médico**: Las revisiones post-peeling son importantes para evaluar la recuperación y tratar cualquier posible complicación, como infecciones o cicatrización anormal.

7. Resultados y Frecuencia del Tratamiento

Los resultados de los peelings medios son más notables que los de los peelings superficiales, con mejoras significativas en la textura, tono y firmeza de la piel. Los beneficios pueden durar varios meses a años, dependiendo del cuidado post-tratamiento y el tipo de piel. A diferencia de los peelings superficiales, los peelings medios no se realizan con tanta frecuencia; en general, se recomienda esperar al menos seis meses a un año entre tratamientos, según la respuesta de la piel y los objetivos del paciente.

Los peelings medios son una opción eficaz para pacientes que buscan mejoras más significativas en la apariencia de su piel, pero que están dispuestos a asumir un tiempo de recuperación más prolongado. Con la combinación correcta de agentes químicos y un enfoque cuidadosamente planificado, estos peelings pueden ofrecer resultados duraderos que revitalizan y rejuvenecen la piel.

Peelings Profundos

Los peelings profundos son el tipo más intenso de exfoliación química, diseñados para penetrar hasta la dermis reticular, la capa más profunda de la piel. Este tipo de peeling ofrece resultados drásticos y duraderos, pero también conlleva un mayor riesgo de complicaciones y requiere un tiempo de recuperación considerable. A continuación, se explora en profundidad qué son los peelings profundos, cómo funcionan, sus indicaciones, los agentes químicos utilizados, los beneficios, y las consideraciones importantes antes, durante y después del tratamiento.

1. ¿Qué son los Peelings Profundos?

Los peelings profundos son procedimientos que eliminan no solo la epidermis y la dermis papilar, sino que también alcanzan la dermis reticular, provocando una regeneración profunda de la piel. Debido a su agresividad, estos peelings se reservan generalmente para tratar problemas cutáneos graves o para aquellos pacientes que buscan resultados significativos en el rejuvenecimiento facial.

2. Mecanismo de Acción

El principal objetivo de un peeling profundo es inducir una exfoliación masiva que promueva la regeneración completa de la epidermis y la dermis. Este proceso implica una destrucción controlada de las capas más profundas de la piel, lo que desencadena una potente respuesta de curación y remodelación.

- **Destrucción y Exfoliación de las Capas Profundas**: Los agentes químicos utilizados en los peelings profundos destruyen las capas superficiales y medias de la piel, llegando hasta la dermis reticular. Esta destrucción provoca una exfoliación completa y profunda, eliminando daños severos como arrugas profundas, cicatrices y pigmentación persistente.

- **Estimulación Intensa de la Producción de Colágeno**: Al llegar a la dermis reticular, los peelings profundos estimulan de manera significativa los fibroblastos, aumentando la producción de colágeno y elastina. Esto resulta en una piel más firme, con una reducción notable de arrugas y una mejora en la textura general.

- **Regeneración Cutánea Extensa**: La lesión profunda causa una regeneración completa de la piel, produciendo una nueva epidermis y remodelando la estructura dérmica, lo que lleva a una piel más uniforme y rejuvenecida.

3. Indicaciones

Los peelings profundos son adecuados para tratar una serie de problemas cutáneos severos o cuando se buscan resultados estéticos importantes, incluyendo:

- **Arrugas Profundas**: Reducen de manera significativa las arrugas profundas, incluyendo aquellas alrededor de la boca y los ojos.

- **Cicatrices Severas**: Mejoran la apariencia de cicatrices profundas, especialmente las causadas por el acné u otras lesiones.

- **Daño Solar Extenso**: Tratan los signos avanzados de fotoenvejecimiento, como la elastosis solar, queratosis actínica y manchas solares persistentes.

- **Pigmentación Profunda**: Corrigen hiperpigmentación resistente, como el melasma severo, que no ha respondido a otros tratamientos.

- **Queratosis Actínica y Lesiones Precancerosas**: Puede tratar lesiones precancerosas superficiales causadas por la exposición crónica al sol, reduciendo el riesgo de progresión a cáncer de piel.

4. Agentes Químicos Utilizados en Peelings Profundos

El fenol es el principal agente químico utilizado en los peelings profundos, aunque en algunos casos, se combinan con otros agentes para mejorar la eficacia y controlar la profundidad.

4.1. Fenol

- **Propiedades**: El fenol es un agente extremadamente potente que provoca una exfoliación profunda llegando hasta la dermis reticular. Tiene un efecto blanqueador inmediato sobre la piel, conocido como "frosting", y su acción causa una destrucción completa de las capas tratadas.

- **Concentraciones**: Se utiliza en concentraciones puras o en formulaciones combinadas con otros agentes para controlar la profundidad y reducir el riesgo de toxicidad.

- **Indicaciones Específicas**: Ideal para tratar arrugas profundas, cicatrices severas, daño solar extenso y pigmentación persistente.

4.2. Peeling de Baker-Gordon

- **Composición**: Es una formulación específica de fenol combinada con aceite de croton, septisol y agua destilada, que se utiliza para aumentar la eficacia y la penetración del peeling.

- **Propiedades**: Esta combinación mejora la penetración del fenol, proporcionando una exfoliación aún más profunda y homogénea. El aceite de croton actúa como un irritante que facilita la penetración del fenol.

- **Indicaciones Específicas**: Utilizado para rejuvenecimiento facial completo, corrección de arrugas profundas y cicatrices severas.

5. Beneficios de los Peelings Profundos

Los peelings profundos ofrecen beneficios significativos y duraderos, pero también conllevan mayores riesgos:

- **Reducción Drástica de Arrugas y Líneas**: Los peelings profundos son muy efectivos para reducir arrugas profundas y líneas marcadas, ofreciendo un rejuvenecimiento facial notable.

- **Mejora de Cicatrices y Textura**: Al penetrar profundamente en la piel, estos peelings pueden mejorar la apariencia de cicatrices severas y alisar la textura de la piel de manera significativa.

- **Resultados Duraderos**: Los resultados de un peeling profundo pueden durar varios años, dependiendo del cuidado post-tratamiento y de los factores de estilo de vida del paciente.

- **Tratamiento de Lesiones Precancerosas**: Puede ayudar a eliminar queratosis actínicas y otras lesiones cutáneas precancerosas, reduciendo el riesgo de desarrollo de cáncer de piel.

6. Consideraciones y Precauciones

Debido a la intensidad y profundidad de los peelings profundos, es esencial tener en cuenta varias consideraciones críticas:

6.1. Evaluación Médica Previa

- **Historia Médica Completa**: Dada la potencia del fenol y sus posibles efectos secundarios, es crucial una evaluación médica exhaustiva para asegurarse de que el paciente es un buen candidato para el procedimiento. Esto incluye revisar la salud cardíaca y renal del paciente, ya que el fenol puede tener efectos sistémicos.

- **Pruebas de Tolerancia**: En algunos casos, se pueden realizar pruebas de tolerancia cutánea para evaluar la respuesta del paciente al fenol.

6.2. Procedimiento Controlado

- **Anestesia**: Debido al dolor asociado con el procedimiento y la profundidad de la exfoliación, los peelings profundos generalmente se realizan bajo sedación o anestesia general.

- **Monitoreo Cardiovascular**: Durante el procedimiento, es necesario un monitoreo cardíaco continuo, ya que el fenol puede causar arritmias y otros problemas cardiovasculares.

- **Aplicación Estricta**: La aplicación del fenol debe ser muy precisa y controlada para evitar complicaciones graves, como hipopigmentación permanente o cicatrices.

6.3. Cuidados Post-tratamiento

- **Tiempo de Recuperación Prolongado**: La recuperación de un peeling profundo puede durar varias semanas, durante las cuales la piel estará enrojecida, inflamada y escamosa. Es fundamental seguir un régimen estricto de cuidados post-tratamiento para apoyar la curación y evitar complicaciones.

- **Protección Solar Extrema**: La piel será extremadamente sensible a la luz solar durante varios meses, por lo que se requiere una protección solar estricta para prevenir la hiperpigmentación y otros daños.

- **Hidratación y Cicatrización**: Se deben utilizar productos específicos para hidratar y proteger la piel durante la fase de curación. En algunos casos, se pueden recetar medicamentos para prevenir infecciones o acelerar la cicatrización.

- **Seguimiento Médico Intensivo**: Es crucial un seguimiento médico regular para monitorear la curación y manejar cualquier complicación que pueda surgir, como infecciones, cicatrices o cambios pigmentarios.

7. Resultados y Frecuencia del Tratamiento

Los resultados de los peelings profundos son duraderos y notables, proporcionando un rejuvenecimiento facial significativo. Sin embargo, debido a la intensidad del tratamiento, estos peelings generalmente se realizan una sola vez o muy esporádicamente, dependiendo de la respuesta de la piel y los objetivos estéticos del paciente. Con un cuidado adecuado, los resultados pueden durar varios años, pero se recomienda mantener un estilo de vida saludable y una rutina de cuidado de la piel para prolongar los beneficios.

Los peelings profundos son una herramienta poderosa en la dermatología estética, capaz de ofrecer transformaciones significativas en la apariencia de la piel. Sin embargo, debido a su intensidad y riesgos asociados, deben ser realizados por profesionales altamente capacitados y en un entorno clínico controlado.

Indicaciones y Contraindicaciones de los Diferentes Tipos de Peelings Químicos

Cada tipo de peeling químico—superficial, medio y profundo—tiene indicaciones específicas que determinan su idoneidad para tratar ciertos problemas cutáneos. Al mismo tiempo, es crucial considerar las contraindicaciones que podrían limitar o impedir su uso en determinados pacientes. A continuación, se describen las indicaciones y contraindicaciones de cada tipo de peeling químico.

1. Peelings Superficiales

Indicaciones

- **Fotoenvejecimiento Leve**: Tratamiento de las primeras líneas finas y arrugas, así como de los primeros signos de daño solar.

- **Hiperpigmentación Leve**: Corrección de manchas solares superficiales, melasma leve y otras formas de hiperpigmentación moderada.

- **Acné Leve a Moderado**: Control de la producción de sebo, reducción de poros obstruidos y mejora de la textura de la piel en casos de acné leve.

- **Piel Opaca y Sin Brillo**: Revitalización de la piel apagada para devolverle luminosidad y mejorar su textura general.

- **Piel con Textura Irregular**: Suavización de la piel rugosa o con textura desigual, mejorando la uniformidad de la superficie cutánea.

Contraindicaciones

- **Piel Sensible y Reactiva**: Aunque los peelings superficiales son generalmente seguros, las personas con piel extremadamente sensible pueden experimentar irritación o enrojecimiento excesivo.

- **Rosácea**: Las personas con rosácea pueden ser susceptibles a la irritación y a los brotes después de un peeling superficial.

- **Infecciones Cutáneas Activas**: Presencia de infecciones como herpes, impétigo o infecciones bacterianas que pueden exacerbarse con el peeling.

- **Alergias a Componentes del Peeling**: Alergias conocidas a alguno de los ingredientes activos del peeling, como el ácido salicílico o glicólico.

- **Tratamiento con Isotretinoína Reciente**: Pacientes que han tomado isotretinoína en los últimos 6 a 12 meses pueden tener un mayor riesgo de cicatrización anormal.

2. Peelings Medios

Indicaciones

- **Arrugas Moderadas**: Tratamiento eficaz para líneas de expresión y arrugas moderadas, especialmente alrededor de la boca y los ojos.

- **Cicatrices de Acné**: Mejora de la apariencia de cicatrices superficiales a moderadas causadas por el acné.

- **Hiperpigmentación Moderada a Severa**: Tratamiento de melasma resistente, manchas solares más profundas y otras formas de hiperpigmentación.

- **Fotoenvejecimiento Avanzado**: Corrección de signos más avanzados de daño solar, como la textura rugosa, queratosis actínica y manchas extensas.

- **Queratosis Actínica**: Tratamiento de lesiones precancerosas superficiales causadas por la exposición solar crónica.

Contraindicaciones

- **Piel Oscura (Fototipos IV-VI)**: Mayor riesgo de desarrollar hiperpigmentación postinflamatoria, por lo que se deben tomar precauciones adicionales.

- **Inmunodeficiencias**: Pacientes con sistemas inmunitarios debilitados tienen un mayor riesgo de infecciones y cicatrización deficiente.

- **Condiciones Cutáneas Activas**: Infecciones activas, inflamaciones severas, dermatitis, o acné activo grave son contraindicaciones.

- **Heridas Abiertas o Cortes**: Presencia de heridas abiertas, quemaduras o cortes que podrían complicarse con el peeling.

- **Embarazo y Lactancia**: Aunque algunos peelings medios pueden ser seguros, se recomienda precaución y consulta médica antes de proceder.

- **Tratamiento con Isotretinoína Reciente**: Como con los peelings superficiales, la isotretinoína reciente aumenta el riesgo de cicatrización anormal.

3. Peelings Profundos

Indicaciones

- **Arrugas Profundas**: Tratamiento de arrugas profundas y líneas faciales marcadas, especialmente en áreas como alrededor de la boca y los ojos.

- **Cicatrices Severas**: Mejora significativa de cicatrices profundas, incluyendo cicatrices severas de acné.

- **Daño Solar Extenso**: Corrección de signos avanzados de fotoenvejecimiento, como elastosis solar, queratosis actínica extensa y pigmentación profunda.

- **Queratosis Actínica y Lesiones Precancerosas**: Eliminación de queratosis actínica y otras lesiones cutáneas precancerosas, reduciendo el riesgo de cáncer de piel.

- **Pigmentación Resistente**: Tratamiento de hiperpigmentación severa que no ha respondido a otros tratamientos más suaves.

Contraindicaciones

- **Enfermedades Sistémicas Graves**: Pacientes con enfermedades cardíacas, renales o hepáticas graves pueden tener un mayor riesgo de complicaciones sistémicas debido al uso de fenol.

- **Desordenes de Cicatrización**: Pacientes propensos a cicatrices queloides o hipertrofias tienen un mayor riesgo de cicatrización anormal.

- **Piel Oscura (Fototipos IV-VI)**: Alto riesgo de desarrollar hipopigmentación o hiperpigmentación postinflamatoria, así como cicatrices.

- **Embarazo y Lactancia**: Contraindicado debido al riesgo para el feto y la madre, y la falta de estudios de seguridad en estas poblaciones.

- **Infecciones Activas y Dermatitis**: Como con otros tipos de peelings, la presencia de infecciones cutáneas activas o dermatitis es una contraindicación.

- **Uso Reciente de Isotretinoína**: Contraindicado en pacientes que han utilizado isotretinoína en los últimos 12 meses debido al riesgo significativo de cicatrización anormal.

- **Sensibilidad al Fenol**: Pacientes con sensibilidad conocida al fenol o a otros componentes del peeling deben evitar este tratamiento.

- **Tendencia a la Hipopigmentación**: Personas con tendencia a desarrollar hipopigmentación, particularmente después de lesiones cutáneas, deben evitar los peelings profundos.

Consideraciones Adicionales

Para todos los tipos de peelings, es esencial una evaluación previa cuidadosa, donde se considere la historia médica completa del paciente, su tipo de piel, y sus expectativas. También es crucial seguir un régimen de cuidado post-peeling adecuado, que incluya protección solar estricta, hidratación y seguimiento médico, para maximizar los beneficios del tratamiento y minimizar los riesgos de complicaciones.

Cada tipo de peeling químico tiene su propio conjunto de indicaciones y contraindicaciones que deben ser cuidadosamente evaluadas antes de proceder con el tratamiento. Al personalizar el tipo de peeling según las necesidades individuales del paciente y seguir un enfoque seguro y bien informado, se pueden lograr resultados óptimos mientras se minimizan los riesgos.

Parte 2: Técnicas y Procedimientos

5. Evaluación Previa al Tratamiento

La evaluación previa al tratamiento es un paso crucial en el proceso de realizar un peeling químico. Esta etapa determina no solo la idoneidad del paciente para el procedimiento, sino también el tipo de peeling más adecuado y las expectativas realistas que se pueden establecer. A continuación, se describen los componentes clave de la evaluación previa al tratamiento, que incluyen la evaluación del tipo de piel, la identificación de condiciones preexistentes, la revisión del historial médico y las consideraciones psicológicas.

1. Evaluación del Tipo de Piel

La identificación precisa del tipo de piel del paciente es fundamental para seleccionar el agente exfoliante adecuado y determinar la profundidad del peeling.

1.1. Clasificación del Tipo de Piel según Fitzpatrick

El sistema de clasificación de Fitzpatrick evalúa la respuesta de la piel a la exposición solar, lo que ayuda a predecir la susceptibilidad a la hiperpigmentación postinflamatoria y otros efectos secundarios. Este sistema clasifica la piel en seis tipos:

- **Tipo I**: Piel muy clara, siempre se quema, nunca se broncea. Alta sensibilidad a los peelings.

- **Tipo II**: Piel clara, se quema con facilidad, se broncea mínimamente. Alta sensibilidad a los peelings.

- **Tipo III**: Piel ligeramente morena, se quema moderadamente, se broncea gradualmente. Riesgo moderado de hiperpigmentación.

- **Tipo IV**: Piel morena moderada, rara vez se quema, se broncea bien. Mayor riesgo de hiperpigmentación.

- **Tipo V**: Piel morena oscura, muy raramente se quema, se broncea profundamente. Alto riesgo de hiperpigmentación postinflamatoria.

- **Tipo VI**: Piel negra, nunca se quema, se broncea intensamente. Muy alto riesgo de hiperpigmentación.

1.2. Análisis de la Textura y Condición de la Piel

- **Textura de la Piel**: Evaluar la rugosidad, porosidad y la presencia de cicatrices para determinar si un peeling superficial, medio o profundo es el más adecuado.

- **Elasticidad y Firmeza**: La piel flácida o con baja elasticidad puede necesitar un peeling más profundo para obtener resultados notables.

- **Grado de Sebo**: Piel grasa o con tendencia acneica puede beneficiarse de peelings con ácido salicílico u otros agentes que reduzcan la producción de sebo.

- **Hidratación de la Piel**: Pieles deshidratadas pueden necesitar pretratamientos hidratantes antes de realizar el peeling para minimizar el riesgo de irritación.

2. Identificación de Condiciones Cutáneas Preexistentes

La identificación de condiciones preexistentes es esencial para evitar exacerbarlas durante el tratamiento.

2.1. Acné Activo

- **Acné Inflamatorio**: Los pacientes con acné inflamatorio activo pueden ser más susceptibles a la irritación. Un peeling superficial o medio puede ser beneficioso, pero debe administrarse con precaución.

- **Cicatrices de Acné**: Evaluar la profundidad y el tipo de cicatrices (atrofias, queloides, etc.) para determinar si un peeling medio o profundo es más apropiado.

2.2. Rosácea

- **Evaluación de la Severidad**: Los pacientes con rosácea tienen una piel sensible que puede reaccionar mal a los peelings químicos. Generalmente, se desaconsejan los peelings medios y profundos.

- **Selección de Peelings Suaves**: Si el paciente insiste en un tratamiento, solo deben considerarse peelings muy superficiales y suaves, con agentes como el ácido mandélico o láctico.

2.3. Hiperpigmentación

- **Tipo y Severidad**: Determinar si la hiperpigmentación es superficial o profunda ayudará a seleccionar el tipo de peeling. El melasma, por ejemplo, puede requerir un enfoque más cuidadoso debido a su tendencia a la recurrencia.

- **Riesgo de Hiperpigmentación Postinflamatoria**: Evaluar el riesgo de hiperpigmentación postinflamatoria, especialmente en pacientes con fototipos altos, para ajustar la agresividad del peeling.

2.4. Daño Solar

- **Grado de Fotodaño**: Piel con fotoenvejecimiento avanzado puede requerir peelings medios a profundos para lograr mejoras significativas.

3. Revisión del Historial Médico

Una revisión detallada del historial médico es esencial para identificar cualquier condición médica que pueda contraindicar el uso de peelings químicos o influir en la elección del agente exfoliante.

3.1. Medicamentos Actuales

- **Retinoides**: El uso actual o reciente de retinoides tópicos o sistémicos puede aumentar la sensibilidad de la piel y el riesgo de cicatrización anormal.

- **Anticoagulantes**: Los pacientes que toman anticoagulantes pueden tener un mayor riesgo de sangrado y deben ser evaluados con precaución.

- **Medicamentos Fotosensibilizantes**: Ciertos medicamentos como los antibióticos tetraciclínicos aumentan la fotosensibilidad, lo que eleva el riesgo de complicaciones post-peeling.

3.2. Condiciones Médicas Subyacentes

- **Enfermedades Autoinmunes**: Enfermedades como el lupus pueden aumentar el riesgo de reacciones adversas y cicatrización anormal.

- **Desórdenes de la Cicatrización**: Pacientes con antecedentes de cicatrices queloides o hipertrofias deben ser tratados con extrema precaución o se les debe desaconsejar el tratamiento.

- **Diabetes**: Los pacientes diabéticos pueden tener una cicatrización más lenta y un mayor riesgo de infecciones post-tratamiento.

3.3. Historia de Tratamientos Estéticos

- **Tratamientos Previo con Peelings**: Evaluar la respuesta de la piel a peelings previos ayuda a ajustar el tratamiento actual.

- **Uso de Procedimientos Ablativos**: Los pacientes que han tenido tratamientos con láser o dermoabrasión pueden tener una piel más sensible que requiere un enfoque menos agresivo.

4. Evaluación de las Expectativas del Paciente

Es esencial que las expectativas del paciente sean realistas y estén alineadas con lo que el procedimiento puede ofrecer.

4.1. Discusión de Resultados Esperados

- **Resultados Realistas**: Asegurarse de que el paciente comprende que los peelings pueden mejorar la apariencia, pero no lograr la perfección. Discutir los posibles resultados y el tiempo que se tarda en ver mejoras significativas.

- **Tiempo de Recuperación**: Informar al paciente sobre el tiempo de recuperación, especialmente en el caso de peelings medios y profundos, y la necesidad de cuidados post-tratamiento.

4.2. Consideraciones Psicológicas

- **Motivación del Paciente**: Entender por qué el paciente desea el tratamiento y asegurarse de que sus motivaciones sean saludables y realistas.

- **Historia de Trastornos Psicológicos**: En algunos casos, trastornos como el trastorno dismórfico corporal pueden influir en las expectativas y la satisfacción post-tratamiento. Es fundamental abordar estas preocupaciones antes de proceder.

5. Planificación del Tratamiento

Con base en la evaluación, se debe elaborar un plan de tratamiento personalizado que incluya:

5.1. Selección del Peeling

- **Tipo y Profundidad del Peeling**: Decidir si se utilizará un peeling superficial, medio o profundo, y seleccionar el agente químico más adecuado.

- **Concentración y Protocolo**: Determinar la concentración del ácido y el protocolo de aplicación, incluyendo el número de capas y el tiempo de exposición.

5.2. Preparación Pre-tratamiento

- **Rutina Pre-peeling**: Incluir la recomendación de productos tópicos como retinoides, hidroquinona o AHAs para preparar la piel y mejorar los resultados.

- **Precauciones Previas**: Aconsejar al paciente evitar la exposición solar, la depilación y otros tratamientos que puedan sensibilizar la piel antes del peeling.

5.3. Consideraciones Post-tratamiento

- **Cuidados Posteriores**: Proporcionar instrucciones detalladas sobre la hidratación, protección solar y productos que deben evitarse después del peeling.

- **Programación de Seguimiento**: Establecer citas de seguimiento para monitorear la recuperación y evaluar los resultados del tratamiento.

La evaluación previa al tratamiento es un paso esencial para asegurar que el peeling químico se realice de manera segura y efectiva. Esta evaluación minuciosa permite personalizar el tratamiento según las necesidades específicas del paciente, maximizando los resultados y minimizando los riesgos.

Identificación de Condiciones Cutáneas Preexistentes

La identificación de condiciones cutáneas preexistentes es un componente crucial de la evaluación previa al tratamiento con peelings químicos. Reconocer estas condiciones permite ajustar el plan de tratamiento para minimizar riesgos y maximizar los beneficios del peeling. A continuación, se detallan las principales condiciones cutáneas preexistentes que deben ser evaluadas y consideradas antes de proceder con un peeling químico.

1. Acné

El acné es una de las condiciones cutáneas más comunes y puede influir significativamente en la elección del tipo de peeling.

1.1. Acné Inflamatorio

- **Características**: Se caracteriza por la presencia de pápulas, pústulas, nódulos y quistes que son dolorosos y suelen dejar cicatrices. El acné inflamatorio es una condición activa que puede empeorar con ciertos peelings.

- **Consideraciones para Peelings**: Los peelings químicos con ácido salicílico o ácido glicólico pueden ser beneficiosos para controlar la producción de sebo y reducir la inflamación. Sin embargo, se debe evitar la aplicación de peelings fuertes o profundos durante brotes activos severos, ya que pueden exacerbar la inflamación y el riesgo de cicatrización.

1.2. Cicatrices de Acné

- **Características**: Las cicatrices de acné pueden variar desde cicatrices superficiales hasta cicatrices atróficas profundas. Estas cicatrices suelen requerir tratamientos más intensivos para mejorar su apariencia.

- **Consideraciones para Peelings**: Peelings medios y profundos, como aquellos con ácido tricloroacético (TCA) o fenol, pueden ser útiles para mejorar la textura de la piel y reducir la apariencia de cicatrices atróficas. Los peelings superficiales pueden no ser suficientes para cicatrices más profundas.

2. Rosácea

La rosácea es una condición crónica que se manifiesta con enrojecimiento, inflamación y vasos sanguíneos visibles en la piel. Los pacientes con rosácea tienen una piel extremadamente sensible y reactiva.

- **Características**: La rosácea puede variar desde un enrojecimiento leve hasta un enrojecimiento severo con pápulas y pústulas. La piel afectada por rosácea es muy propensa a la irritación y a los brotes inflamatorios.

- **Consideraciones para Peelings**: Generalmente, se desaconsejan los peelings químicos en pacientes con rosácea, especialmente los medios y profundos, debido al alto riesgo de irritación y exacerbación de la condición. Si se considera un peeling, solo deben utilizarse peelings superficiales muy suaves, como aquellos con ácido mandélico o láctico, y bajo una supervisión estricta.

3. Hiperpigmentación

La hiperpigmentación se refiere al oscurecimiento de la piel debido al exceso de melanina. Esta condición puede ser superficial o profunda y puede ser resistente a los tratamientos.

3.1. Melasma

- **Características**: El melasma es una forma de hiperpigmentación crónica que se presenta en parches oscuros, generalmente en el rostro. Es común en mujeres y puede ser desencadenado por la exposición solar, cambios hormonales y otros factores.

- **Consideraciones para Peelings**: Los peelings superficiales y medios, como aquellos con ácido glicólico, ácido mandélico o combinaciones de ácido salicílico, pueden ser efectivos para tratar el melasma. Sin embargo, se debe proceder con precaución debido al riesgo de empeorar la hiperpigmentación, especialmente en pacientes con fototipos altos.

3.2. Hiperpigmentación Postinflamatoria (PIH)

- **Características**: La PIH ocurre después de una inflamación o lesión cutánea, dejando manchas oscuras en la piel. Es más común en personas con fototipos altos.

- **Consideraciones para Peelings**: Los peelings superficiales con AHAs y BHAs pueden ayudar a reducir la PIH. Se debe evitar el uso de peelings profundos en personas con antecedentes de PIH, ya que pueden agravar la condición.

4. Daño Solar

El daño solar crónico, conocido como fotoenvejecimiento, resulta en una variedad de cambios cutáneos que incluyen arrugas, manchas solares, y queratosis actínica.

4.1. Fotoenvejecimiento

- **Características**: Se manifiesta como arrugas, líneas finas, textura rugosa de la piel, manchas solares y pérdida de elasticidad. Es más común en personas de piel clara que han estado expuestas al sol de manera prolongada.

- **Consideraciones para Peelings**: Los peelings medios y profundos son generalmente más efectivos para tratar el fotoenvejecimiento avanzado. El TCA y el fenol son opciones comunes para reducir arrugas profundas y mejorar la textura de la piel. En casos leves, los peelings superficiales con ácido glicólico o láctico pueden mejorar la luminosidad y suavidad de la piel.

4.2. Queratosis Actínica

- **Características**: Son lesiones precancerosas que aparecen como parches ásperos y escamosos en áreas de la piel que han estado expuestas al sol. Estas lesiones pueden progresar a cáncer de piel si no se tratan.

- **Consideraciones para Peelings**: Los peelings medios con TCA pueden ser utilizados para tratar queratosis actínica. Sin embargo, es esencial que estas lesiones sean evaluadas por un dermatólogo antes de proceder con el tratamiento, ya que algunos casos pueden requerir una biopsia o un tratamiento más específico.

5. Dermatitis

La dermatitis incluye una variedad de afecciones inflamatorias de la piel, como la dermatitis atópica, dermatitis de contacto y eccema.

- **Características**: La dermatitis se caracteriza por enrojecimiento, picazón, inflamación y, a veces, vesículas o descamación de la piel. Puede ser desencadenada por irritantes, alérgenos o factores genéticos.

- **Consideraciones para Peelings**: Los peelings químicos generalmente no se recomiendan para personas con dermatitis activa, ya que pueden exacerbar la inflamación y la irritación. Es fundamental que la dermatitis esté bajo control antes de considerar cualquier tipo de peeling.

6. Piel Sensible

La piel sensible reacciona de manera exagerada a diversos factores ambientales, productos cosméticos y tratamientos médicos.

- **Características**: Las personas con piel sensible suelen experimentar enrojecimiento, ardor, picazón y sequedad con facilidad. La piel sensible puede ser una característica inherente o desarrollarse debido a otros factores, como el uso de productos inadecuados.

- **Consideraciones para Peelings**: Se deben utilizar peelings muy suaves, como aquellos con ácido mandélico o láctico, y se debe evitar cualquier agente exfoliante agresivo. Es recomendable realizar una prueba de parche antes de proceder con el tratamiento completo.

7. Trastornos de la Cicatrización

Las personas con trastornos de la cicatrización, como la tendencia a desarrollar cicatrices queloides o hipertrofias, deben ser evaluadas con especial precaución.

- **Características**: Los queloides son cicatrices gruesas y elevadas que se extienden más allá de la herida original. Las cicatrices hipertrofiadas son similares pero se limitan al área de la lesión original.

- **Consideraciones para Peelings**: Los peelings químicos, especialmente los medios y profundos, pueden desencadenar la formación de cicatrices queloides o hipertrofiadas en personas propensas a estos trastornos. Es posible que se desaconseje el tratamiento o se limiten a peelings superficiales con una monitorización cuidadosa.

8. Infecciones Cutáneas

Las infecciones activas en la piel son una contraindicación absoluta para la realización de peelings químicos.

- **Características**: Las infecciones cutáneas pueden incluir infecciones bacterianas (como impétigo), virales (como herpes simple), o fúngicas (como tiña). Estas infecciones pueden extenderse o empeorar con un peeling químico.

- **Consideraciones para Peelings**: Es necesario tratar y resolver cualquier infección activa antes de considerar un peeling químico. Las infecciones cutáneas pueden requerir tratamiento médico con antibióticos, antivirales o antifúngicos antes de cualquier procedimiento estético.

La identificación de condiciones cutáneas preexistentes es esencial para personalizar el tratamiento y minimizar el riesgo de complicaciones durante y después de un peeling químico. Cada una de estas condiciones puede influir en la elección del tipo de peeling, el agente exfoliante, la concentración y la técnica de aplicación.

Consideraciones sobre el Historial Médico del Paciente

El historial médico del paciente es un componente vital en la evaluación previa al tratamiento con peelings químicos. Conocer el historial médico permite identificar posibles contraindicaciones, ajustar el plan de tratamiento y anticipar complicaciones que podrían surgir durante o después del procedimiento. A continuación, se describen las principales consideraciones relacionadas con el historial médico del paciente que deben tenerse en cuenta antes de realizar un peeling químico.

1. Medicamentos Actuales

El uso de ciertos medicamentos puede afectar la respuesta de la piel al peeling químico, aumentar el riesgo de complicaciones o influir en el proceso de cicatrización.

1.1. Retinoides

- **Tópicos (como tretinoína, adapaleno)**: Los retinoides tópicos aumentan la renovación celular y pueden hacer que la piel sea más reactiva a los peelings. Aunque pueden mejorar la penetración y eficacia del peeling, también pueden aumentar el riesgo de irritación y descamación excesiva.

- **Sistémicos (como isotretinoína)**: La isotretinoína (Accutane) es un potente retinoide sistémico que reduce significativamente la producción de sebo. Su uso se asocia con un alto riesgo de cicatrización anormal, como queloides o cicatrices hipertróficas, especialmente si se realiza un peeling profundo. Es recomendable esperar al menos 6 a 12 meses después de la finalización del tratamiento con isotretinoína antes de realizar cualquier tipo de peeling químico.

1.2. Anticoagulantes

- **Medicamentos como warfarina, heparina, y aspirina**: Los anticoagulantes aumentan el riesgo de sangrado durante y después del procedimiento. Aunque los peelings químicos son procedimientos generalmente no invasivos, las personas que toman anticoagulantes pueden tener un mayor riesgo de hematomas o complicaciones hemorrágicas, especialmente con peelings medios y profundos.

1.3. Medicamentos Fotosensibilizantes

- **Ejemplos incluyen antibióticos como tetraciclinas, fluoroquinolonas, y medicamentos como la clorpromazina o ciertos diuréticos**: Estos medicamentos aumentan la sensibilidad de la piel a la luz ultravioleta, lo que puede incrementar el riesgo de quemaduras solares, hiperpigmentación postinflamatoria y otros daños cutáneos después de un peeling químico. Se debe recomendar a los pacientes que tomen medidas extremas de protección solar y, en algunos casos, considerar la posibilidad de posponer el tratamiento hasta que el medicamento haya sido descontinuado.

1.4. Anticonceptivos Hormonales

- **Píldoras anticonceptivas, parches o anillos hormonales**: Aunque generalmente seguras, las mujeres que usan anticonceptivos hormonales pueden tener un mayor riesgo de desarrollar melasma, especialmente si se exponen al sol. Esto es relevante al considerar peelings químicos para tratar la hiperpigmentación, ya que la pigmentación podría recurrir o empeorar.

1.5. Corticoides

- **Sistémicos o tópicos**: El uso prolongado de corticoides puede adelgazarse la piel y disminuir la capacidad de cicatrización, aumentando el riesgo de complicaciones como hematomas, desgarros de la piel y cicatrización deficiente. Es recomendable evaluar la necesidad de continuar con los corticoides o ajustar el tratamiento antes de proceder con un peeling químico.

2. Condiciones Médicas Subyacentes

Ciertas condiciones médicas subyacentes pueden influir significativamente en la idoneidad del paciente para un peeling químico.

2.1. Enfermedades Autoinmunes

- **Ejemplos incluyen lupus eritematoso sistémico, esclerodermia, y psoriasis**: Los pacientes con enfermedades autoinmunes pueden tener una piel más sensible y reactiva, lo que aumenta el riesgo de complicaciones post-tratamiento, como cicatrización anormal o exacerbación de la enfermedad subyacente. En algunos casos, los peelings químicos pueden desencadenar un brote de la enfermedad. Es crucial realizar una evaluación cuidadosa y considerar alternativas menos agresivas.

2.2. Desórdenes de Cicatrización

- **Tendencia a desarrollar cicatrices queloides o cicatrices hipertróficas:** Estos pacientes tienen un alto riesgo de cicatrización anormal después de un peeling químico, especialmente con peelings medios y profundos. Se debe considerar seriamente evitar estos tipos de peelings o utilizar peelings superficiales con monitoreo cercano.

2.3. Diabetes

- **Impacto en la cicatrización:** La diabetes, especialmente si no está bien controlada, puede retrasar la cicatrización de las heridas y aumentar el riesgo de infecciones post-procedimiento. Los pacientes diabéticos requieren un control riguroso de sus niveles de glucosa antes y después del procedimiento, así como un seguimiento cercano para detectar cualquier complicación.

2.4. Enfermedades Cardiovasculares

- **Consideraciones con el uso de fenol**: Los peelings profundos que utilizan fenol pueden tener efectos sistémicos, incluyendo la posibilidad de causar arritmias cardíacas. Es esencial realizar una evaluación cardiovascular completa antes de considerar un peeling profundo con fenol, y el procedimiento debe realizarse bajo monitoreo médico estricto.

2.5. Enfermedades Renales o Hepáticas

- **Metabolismo y eliminación del fenol**: El fenol es metabolizado por el hígado y excretado por los riñones. Pacientes con insuficiencia renal o hepática pueden tener dificultades para metabolizar y excretar fenol, lo que aumenta el riesgo de toxicidad sistémica. Se debe evitar el uso de peelings profundos en estos pacientes o considerar alternativas más seguras.

3. Historia de Tratamientos Estéticos

El historial de tratamientos estéticos previos del paciente puede influir en la respuesta de la piel a un nuevo peeling químico.

3.1. Peelings Químicos Previos

- **Evaluación de la respuesta anterior**: Conocer la respuesta del paciente a peelings químicos previos, incluyendo cualquier complicación o resultado adverso, puede ayudar a ajustar la concentración y tipo de agente exfoliante para el tratamiento actual. Los pacientes con buenos resultados previos pueden ser buenos candidatos para tratamientos repetidos.

3.2. Procedimientos Ablativos

- **Historial de tratamientos como láser o dermoabrasión**: Estos procedimientos pueden haber adelgazado la piel o alterado su respuesta a un nuevo peeling químico. Es importante considerar el tiempo transcurrido desde el último tratamiento ablativo y evaluar la recuperación completa de la piel antes de proceder con un peeling químico.

3.3. Inyecciones y Rellenos

- **Evaluación de la ubicación y temporalidad**: Los pacientes que han recibido recientemente inyecciones de relleno o toxina botulínica pueden requerir un enfoque cuidadoso para evitar interferir con los resultados de estos procedimientos. Se recomienda un período de espera adecuado entre estos tratamientos y el peeling químico para asegurar que la piel esté en óptimas condiciones.

4. Factores Relacionados con el Estilo de Vida

El estilo de vida del paciente también puede afectar la seguridad y eficacia del peeling químico.

4.1. Exposición al Sol

- **Nivel de exposición solar**: Los pacientes que pasan mucho tiempo al aire libre o que no utilizan protección solar adecuada pueden tener un mayor riesgo de desarrollar hiperpigmentación postinflamatoria y otras complicaciones. Es esencial educar al paciente sobre la importancia de la protección solar antes y después del tratamiento.

4.2. Tabaquismo

- **Impacto en la cicatrización y la salud de la piel**: El tabaquismo reduce el flujo sanguíneo a la piel y afecta negativamente la cicatrización, lo que puede aumentar el riesgo de complicaciones y reducir la efectividad del peeling. Se debe aconsejar a los pacientes que dejen de fumar al menos varias semanas antes y después del procedimiento para mejorar los resultados y minimizar los riesgos.

4.3. Dieta y Nutrición

- **Estado nutricional**: Una dieta deficiente en nutrientes esenciales como vitaminas C y E, zinc y proteínas puede afectar la capacidad de la piel para sanar adecuadamente. Evaluar el estado nutricional y, si es necesario, recomendar suplementos o cambios en la dieta para optimizar la recuperación.

La revisión del historial médico del paciente es una parte integral del proceso de evaluación antes de realizar un peeling químico. Este enfoque permite personalizar el tratamiento, anticipar complicaciones y asegurar que el procedimiento se realice de manera segura y efectiva.

Preparación de la Piel: Rutinas Pre-Peeling

La preparación adecuada de la piel antes de un peeling químico es fundamental para optimizar los resultados del tratamiento y minimizar los riesgos de complicaciones. Las rutinas pre-peeling están diseñadas para acondicionar la piel, aumentar la tolerancia al ácido y mejorar la penetración del agente exfoliante. A continuación, se detallan las principales rutinas pre-peeling, que incluyen el uso de productos tópicos, recomendaciones generales y ajustes específicos según el tipo de piel y la condición cutánea.

1. Objetivos de la Preparación Pre-Peeling

Antes de entrar en detalles sobre las rutinas específicas, es importante entender los objetivos generales de la preparación pre-peeling:

- **Acondicionar la Piel**: Aumentar la resistencia de la piel y su capacidad de recuperación al procedimiento.

- **Uniformar la Penetración**: Garantizar que el agente químico penetre de manera uniforme en la piel, evitando manchas o áreas de sobreexfoliación.

- **Reducir el Riesgo de Complicaciones**: Minimizar el riesgo de hiperpigmentación postinflamatoria, irritación excesiva y otras complicaciones.

- **Mejorar la Eficacia del Peeling**: Optimizar los resultados al preparar la piel para que responda de manera más efectiva al tratamiento.

2. Rutinas Pre-Peeling Generales

Estas rutinas son aplicables a la mayoría de los pacientes que se preparan para un peeling químico, independientemente del tipo de peeling (superficial, medio o profundo).

2.1. Limpieza Suave y Consistente

- **Productos Sugeridos**: Utilizar un limpiador suave y sin fragancia dos veces al día. Los limpiadores con alfa-hidroxiácidos (AHAs) como el ácido glicólico pueden ser beneficiosos para preparar la piel.

- **Objetivo**: Mantener la piel limpia, libre de aceites y células muertas, lo que facilita una penetración uniforme del agente exfoliante.

2.2. Exfoliación Química Suave

- **Productos Sugeridos**: Aplicar productos tópicos con AHAs (ácido glicólico, láctico) o beta-hidroxiácidos (BHAs) como ácido salicílico. Estos se pueden introducir gradualmente en la rutina diaria unas 2-4 semanas antes del peeling.

- **Objetivo**: Comenzar a exfoliar suavemente la capa córnea de la piel para mejorar la penetración del peeling químico y reducir la aparición de efectos secundarios como la descamación excesiva.

2.3. Hidratación y Reparación de la Barrera Cutánea

- **Productos Sugeridos**: Utilizar cremas hidratantes ricas en ceramidas, ácido hialurónico y péptidos. Las cremas o lociones con niacinamida también pueden ayudar a fortalecer la barrera cutánea.

- **Objetivo**: Mantener la piel bien hidratada para minimizar la irritación y la sequedad post-peeling. Una barrera cutánea fuerte ayuda a reducir la sensibilidad al tratamiento.

2.4. Protección Solar Rigurosa

- **Productos Sugeridos**: Uso diario de un protector solar de amplio espectro con un SPF de 30 o superior. El protector solar debe aplicarse generosamente y reaplicarse cada dos horas si el paciente está expuesto al sol.

- **Objetivo**: Evitar la exacerbación de la hiperpigmentación y proteger la piel sensibilizada antes del peeling. La protección solar también es crucial para la recuperación post-tratamiento.

2.5. Suspensión de Productos Irritantes

- **Productos a Evitar**: Suspender el uso de productos irritantes, como los exfoliantes físicos, tónicos con alcohol, y tratamientos tópicos agresivos (por ejemplo, peróxido de benzoilo, ácido retinoico).

- **Objetivo**: Reducir la irritación previa al peeling para evitar una reacción excesiva durante el tratamiento.

3. Rutinas Pre-Peeling Específicas por Tipo de Piel y Condición Cutánea

3.1. Piel Grasa o Propensa al Acné

- **Ácido Salicílico**: Introducir un limpiador o tratamiento tópico con ácido salicílico al menos dos semanas antes del peeling. El ácido salicílico penetra en los poros, ayudando a reducir la producción de sebo y a prevenir brotes durante el peeling.

- **Retinoides Suaves**: Considerar el uso de retinoides tópicos (como el adapaleno) si no se usan actualmente, para regular la renovación celular y prevenir la obstrucción de los poros.

- **Evitar la Sobrecarga**: Es importante no sobrecargar la piel con demasiados tratamientos activos a la vez, lo que podría desencadenar un brote o sensibilización excesiva.

3.2. Piel Seca o Sensible

- **Hidratación Intensa**: Aumentar la hidratación con productos emolientes y humectantes. Los aceites faciales no comedogénicos también pueden ser beneficiosos para reforzar la barrera cutánea.

- **AHAs de Baja Concentración**: Utilizar productos con AHAs en concentraciones más bajas (5%-10%) para exfoliar suavemente la piel sin causar irritación.

- **Evitar Retinoides**: En pacientes con piel extremadamente sensible, puede ser recomendable suspender los retinoides varias semanas antes del peeling para evitar la irritación.

3.3. Piel con Hiperpigmentación

- **Hidroquinona o Despigmentantes**: Iniciar el uso de agentes despigmentantes como hidroquinona, ácido kójico o ácido azelaico al menos 2-4 semanas antes del peeling. Estos productos ayudan a reducir la producción de melanina y a prevenir la hiperpigmentación postinflamatoria.

- **Retinoides**: Considerar la introducción de retinoides tópicos para acelerar la renovación celular y mejorar la penetración del despigmentante.

- **Protección Solar Estricta**: Asegurarse de que el paciente esté siguiendo una rutina rigurosa de protección solar para evitar la activación de la melanina.

3.4. Piel con Daño Solar

- **Vitamina C**: Incorporar un suero de vitamina C al régimen diario para proteger contra el daño oxidativo y mejorar la luminosidad de la piel.

- **AHAs/Retinoides**: Utilizar AHAs o retinoides para mejorar la textura de la piel y reducir la aparición de manchas solares. Estos deben introducirse gradualmente para evitar la irritación.

- **Hidratación No Comedogénica**: Asegurarse de que la piel esté bien hidratada con productos ligeros, evitando ingredientes que puedan causar brotes en pieles con tendencia a la grasa.

4. Consideraciones Adicionales

4.1. Prueba de Parche

- **Importancia**: Antes de realizar un peeling, especialmente si se utilizan nuevos productos durante la fase de preparación, es aconsejable realizar una prueba de parche para evaluar la sensibilidad del paciente al agente exfoliante.

- **Procedimiento**: Aplicar una pequeña cantidad del producto en una zona discreta (como detrás de la oreja o en el antebrazo) y esperar 24-48 horas para observar cualquier reacción adversa.

4.2. Suspensión de Procedimientos Estéticos

- **Depilación**: Evitar la depilación (cera, láser, electrodepilación) en la zona a tratar al menos 1-2 semanas antes del peeling para prevenir la irritación y la inflamación.

- **Microneedling y Otros Tratamientos**: Suspender tratamientos como microneedling, microdermoabrasión o láser al menos 2-4 semanas antes del peeling para permitir que la piel se recupere completamente.

4.3. Revisión Médica

- **Consulta**: Asegurar una consulta médica completa antes del peeling, especialmente si el paciente tiene alguna condición médica subyacente o está tomando medicamentos que podrían afectar el tratamiento.

- **Ajustes Médicos**: En algunos casos, puede ser necesario ajustar medicamentos o suspender ciertos tratamientos tópicos bajo la supervisión de un médico.

5. Temporalidad de la Preparación

- **Peelings Superficiales**: Generalmente requieren 1-2 semanas de preparación con los productos tópicos recomendados.

- **Peelings Medios**: Pueden requerir 2-4 semanas de preparación para acondicionar adecuadamente la piel y mejorar los resultados.

- **Peelings Profundos**: Pueden requerir una preparación más prolongada y específica, dependiendo del tipo de agente exfoliante y la condición de la piel.

La preparación de la piel antes de un peeling químico es un paso esencial para asegurar la seguridad del procedimiento y optimizar los resultados. Siguiendo estas rutinas pre-peeling, los pacientes estarán mejor preparados para responder positivamente al tratamiento y minimizarán el riesgo de complicaciones.

Productos Recomendados para la Preparación Pre-Peeling

La elección de productos adecuados para la preparación pre-peeling es crucial para maximizar la efectividad del tratamiento y minimizar posibles complicaciones. A continuación, se describen los tipos de productos recomendados para la preparación pre-peeling, con sugerencias específicas para diferentes tipos de piel y condiciones cutáneas.

1. Limpieza Suave y Consistente

Productos Recomendados:

- **CeraVe Hydrating Cleanser**: Un limpiador suave que no irrita la piel y ayuda a mantener la barrera cutánea intacta, ideal para todo tipo de pieles, incluidas las pieles sensibles.

- **La Roche-Posay Toleriane Hydrating Gentle Cleanser**: Un limpiador suave sin fragancia, formulado para pieles sensibles, que limpia sin resecar la piel.

- **Neutrogena Hydro Boost Hydrating Cleansing Gel**: Limpieza efectiva con una fórmula ligera que no deja la piel tirante. Contiene ácido hialurónico para mantener la hidratación.

Objetivo:

- Mantener la piel limpia y libre de impurezas sin comprometer la barrera cutánea ni causar irritación.

2. Exfoliación Química Suave

Productos Recomendados:

- **The Ordinary Glycolic Acid 7% Toning Solution**: Una solución tónica que ayuda a exfoliar suavemente la superficie de la piel, ideal para mejorar la textura y luminosidad.

- **Paula's Choice Skin Perfecting 2% BHA Liquid Exfoliant**: Contiene ácido salicílico al 2%, excelente para pieles propensas al acné, ya que limpia los poros y reduce el exceso de sebo.

- **Mandelic Acid 10% + HA de The Ordinary**: Un exfoliante químico suave con ácido mandélico, adecuado para pieles sensibles que requieren una exfoliación menos agresiva.

Objetivo:

- Comenzar a exfoliar suavemente la piel, mejorando la renovación celular y preparando la piel para el peeling químico.

3. Hidratación y Reparación de la Barrera Cutánea

Productos Recomendados:

- **CeraVe Moisturizing Cream**: Formulado con ceramidas y ácido hialurónico, este humectante ayuda a restaurar la barrera cutánea y mantener la piel hidratada.

- **La Roche-Posay Cicaplast Baume B5**: Un bálsamo calmante y reparador que contiene pantenol y madecassoside para ayudar a calmar y reparar la piel irritada o sensible.

- **Eucerin Advanced Repair Cream**: Rica en ceramidas y urea, esta crema hidrata intensamente y mejora la textura de la piel seca y áspera.

Objetivo:

- Mantener la piel hidratada y reforzar la barrera cutánea para minimizar la irritación durante y después del peeling.

4. Protección Solar

Productos Recomendados:

- **EltaMD UV Clear Broad-Spectrum SPF 46**: Un protector solar ligero que es ideal para pieles sensibles y propensas al acné, con niacinamida para calmar la piel.

- **La Roche-Posay Anthelios Melt-in Milk Sunscreen SPF 60**: Un protector solar de amplio espectro resistente al agua, que proporciona una protección alta contra los rayos UVA y UVB.

- **Neutrogena Hydro Boost Water Gel Lotion SPF 30**: Ofrece una protección eficaz con una textura ligera y no grasa, adecuada para todo tipo de pieles.

Objetivo:

- Proteger la piel contra los daños UV antes y después del peeling para evitar la hiperpigmentación y otras complicaciones.

5. Productos Despigmentantes (para pieles con hiperpigmentación)

Productos Recomendados:

- **Melano CC Intensive Anti-Spot Essence**: Un suero con vitamina C pura, que ayuda a reducir las manchas oscuras y a iluminar el tono de la piel.

- **Obagi Nu-Derm Clear Fx**: Contiene arbutina y antioxidantes, formulado para tratar la hiperpigmentación y mejorar el tono de la piel.

- **Paula's Choice 10% Azelaic Acid Booster**: Contiene ácido azelaico, un ingrediente eficaz para tratar la hiperpigmentación postinflamatoria y el melasma.

Objetivo:

- Reducir la hiperpigmentación existente y prevenir la aparición de nuevas manchas post-peeling.

6. Retinoides Suaves (si es adecuado)

Productos Recomendados:

- **Differin Gel (Adapalene 0.1%)**: Un retinoide de venta libre que ayuda a regular la renovación celular, ideal para pieles propensas al acné y con problemas de textura.

- **Retinol 0.5% in Squalane de The Ordinary**: Un retinol de concentración moderada en una base hidratante de escualano, ideal para usuarios intermedios de retinoides.

- **SkinCeuticals Retinol 0.3**: Un retinol suave que ayuda a mejorar la textura de la piel y a reducir los signos del envejecimiento, adecuado para principiantes en el uso de retinoides.

Objetivo:

- Mejorar la renovación celular y preparar la piel para una mejor penetración del agente exfoliante.

7. Productos Específicos para Piel Sensible

Productos Recomendados:

- **Avene Skin Recovery Cream**: Una crema calmante que protege la piel sensible y reduce la irritación, ideal para pieles que requieren cuidados especiales antes del peeling.

- **First Aid Beauty Ultra Repair Cream**: Una crema hidratante rica que ayuda a calmar la piel y a reforzar la barrera cutánea, ideal para pieles secas y sensibles.

- **Vanicream Moisturizing Cream**: Libre de fragancias, colorantes y otros irritantes comunes, esta crema es ideal para pieles extremadamente sensibles.

Objetivo:

- Proteger y calmar la piel sensible, asegurando que esté en las mejores condiciones posibles antes del peeling.

8. Productos para Piel con Daño Solar

Productos Recomendados:

- **Skinceuticals C E Ferulic**: Un suero antioxidante potente que ayuda a proteger la piel del daño solar y mejora la luminosidad y textura.

- **Neostrata Resurface High Potency Cream**: Contiene ácido glicólico y antioxidantes, ayudando a reducir las líneas finas y las manchas solares.

- **Obagi Professional-C Serum 20%**: Un suero con vitamina C de alta potencia que ayuda a reducir el daño solar y mejora la uniformidad del tono de la piel.

Objetivo:

- Reparar el daño solar existente y preparar la piel para un tratamiento efectivo.

Estos productos recomendados están diseñados para preparar la piel de manera óptima antes de un peeling químico, asegurando que el tratamiento sea lo más seguro y efectivo posible. La selección del producto debe personalizarse según las necesidades individuales del paciente y su tipo de piel

Timing y Protocolo de Preparación Pre-Peeling

El timing y el protocolo de preparación pre-peeling son cruciales para asegurar que la piel esté adecuadamente acondicionada antes del procedimiento. Esto no solo mejora la eficacia del peeling, sino que también minimiza el riesgo de complicaciones, como la irritación excesiva, hiperpigmentación postinflamatoria y cicatrización anormal. A continuación, se describe un protocolo general de preparación, que puede ajustarse según el tipo de peeling (superficial, medio o profundo) y las necesidades individuales del paciente.

1. Cronograma General de Preparación

1.1. Peelings Superficiales

- **Inicio de la Preparación**: 1-2 semanas antes del peeling.
- **Objetivo**: Suavizar la superficie de la piel, mejorar la penetración del ácido y reducir la reactividad cutánea.

1.2. Peelings Medios

- **Inicio de la Preparación**: 2-4 semanas antes del peeling.
- **Objetivo**: Acondicionar la piel más profundamente, aumentar la tolerancia y preparar para una exfoliación más intensa.

1.3. Peelings Profundos

- **Inicio de la Preparación**: 4-6 semanas antes del peeling.
- **Objetivo**: Maximizar la preparación de la piel para un procedimiento agresivo, reducir el riesgo de complicaciones severas y optimizar la regeneración post-peeling.

2. Protocolo Detallado de Preparación

2.1. 4-6 Semanas Antes del Peeling (Principalmente para Peelings Medios y Profundos)

- **Evaluación Inicial:**
  - Realizar una consulta detallada para evaluar el tipo de piel, condiciones preexistentes, historial médico y objetivos del paciente.
  - Establecer expectativas realistas y educar al paciente sobre el proceso de peeling, incluyendo los cuidados pre y post-tratamiento.

- **Inicio de Productos Despigmentantes (si es necesario):**
  - Iniciar el uso de hidroquinona (2%-4%) o un agente despigmentante alternativo, como ácido kójico o ácido azelaico, para pacientes con riesgo de hiperpigmentación.
  - Aplicar una vez al día por la noche.

- **Protección Solar Rigurosa:**

- Asegurarse de que el paciente use protector solar de amplio espectro (SPF 30 o superior) todos los días, reaplicando cada dos horas cuando esté al aire libre.

- **Suspensión de Productos Irritantes**:

    - Detener el uso de exfoliantes físicos, tónicos con alcohol, y productos que contengan peróxido de benzoilo o ácido retinoico si se usan en altas concentraciones.

2.2. 2-4 Semanas Antes del Peeling

- **Introducción de Retinoides (si es adecuado)**:

    - Introducir un retinoide tópico (como adapaleno o tretinoína al 0.025%-0.05%) por la noche, aumentando la frecuencia gradualmente según la tolerancia.

    - Alternativamente, si el paciente tiene piel sensible, usar retinol en una concentración más baja.

- **Exfoliación Química Suave**:

- o Iniciar el uso de productos con AHAs (ácido glicólico o láctico) o BHAs (ácido salicílico) una vez al día, preferiblemente por la noche, si no se utilizan retinoides.

- o Pacientes con piel sensible pueden comenzar con aplicaciones en días alternos y ajustar según la tolerancia.

- **Hidratación Intensiva**:

  - o Asegurarse de que el paciente use un humectante adecuado, como una crema con ceramidas o ácido hialurónico, dos veces al día para mantener la piel hidratada.

  - o Considerar la adición de un suero calmante, como aquellos con niacinamida, para ayudar a reducir la sensibilidad.

2.3. 1 Semana Antes del Peeling

- **Ajustes Finales**:

  - o Revisar el régimen de cuidado de la piel del paciente y realizar ajustes según sea necesario. Suspender los retinoides

3-5 días antes del peeling en pacientes con piel sensible para reducir el riesgo de irritación.

- **Protección Solar Extrema:**
    - Reforzar la importancia del uso de protector solar y evitar la exposición solar directa.

- **Evitar Procedimientos Estéticos:**
    - Suspender cualquier procedimiento agresivo, como la depilación, microdermoabrasión, o tratamientos con láser en la zona a tratar.

2.4. 2-3 Días Antes del Peeling

- **Detener el Uso de Exfoliantes Químicos:**
    - Suspender el uso de exfoliantes químicos, como los AHAs y BHAs, y retinoides si no se ha hecho ya. Esto permite que la piel se calme y se prepare para el procedimiento.

- **Mantener la Hidratación:**
    - Continuar con la hidratación intensa para asegurar que la piel esté en las

mejores condiciones posibles para el peeling.

- **Revisión Pre-Procedimiento**:
    - Realizar una revisión final para asegurarse de que no haya signos de irritación, inflamación o infecciones activas en la piel.
    - Confirmar que el paciente entiende los pasos del post-tratamiento y la importancia de la protección solar y la hidratación.

3. Día del Peeling

- **Limpieza Suave**:
    - Antes del procedimiento, el paciente debe lavar suavemente su rostro con un limpiador suave y secar con palmaditas. No se deben aplicar productos adicionales en la piel.

- **Revisión del Estado de la Piel**:
    - Realizar una evaluación final de la piel para detectar cualquier área de irritación o anomalías. Si se detecta

algún problema, considerar posponer el tratamiento.

- **Protocolo de Comunicación**:
    - Reafirmar con el paciente las instrucciones post-tratamiento, incluyendo la aplicación de productos específicos, la protección solar y el manejo de posibles efectos secundarios.

4. Consideraciones Especiales

4.1. Piel Sensible

- **Prolongar la Preparación**:
    - En pacientes con piel muy sensible, extender la preparación a 4-6 semanas, comenzando con productos más suaves y aplicándolos con menor frecuencia para evitar la irritación.

- **Pruebas de Parche**:
    - Realizar pruebas de parche con cualquier nuevo producto introducido, especialmente los exfoliantes químicos y despigmentantes.

4.2. Piel con Hiperpigmentación

- **Uso Consistente de Despigmentantes**:
    - Asegurar que el paciente use despigmentantes consistentemente antes del peeling para minimizar el riesgo de hiperpigmentación postinflamatoria.

- **Monitoreo Cercano**:
    - Realizar revisiones regulares durante la fase de preparación para ajustar la concentración y frecuencia de los productos según sea necesario.

5. Protocolo Post-Peeling Inmediato

Aunque se abordará en detalle en otra sección, es importante que el paciente entienda la necesidad de un régimen estricto de cuidados post-peeling, que incluye:

- **Protección Solar Extrema**: Uso continuo de protector solar y evitar la exposición directa al sol.

- **Hidratación y Reparación**: Aplicar productos hidratantes y reparadores para apoyar la recuperación de la piel.

- **Evitar Irritantes**: Abstenerse de usar productos exfoliantes o tratamientos agresivos hasta que la piel se recupere por completo.

Este protocolo de preparación pre-peeling, con un enfoque en el timing y la secuenciación de los productos, está diseñado para optimizar la seguridad y eficacia del peeling químico. La personalización del protocolo según las necesidades individuales del paciente es clave para obtener los mejores resultados y minimizar el riesgo de complicaciones.

Procedimientos de Peeling Superficial: Procedimiento Paso a Paso

El peeling superficial es un tratamiento popular y efectivo para mejorar la textura, tono y luminosidad de la piel. Aunque es menos agresivo que los peelings medios o profundos, realizarlo de manera adecuada es crucial para maximizar los beneficios y minimizar los riesgos. A continuación, se presenta un procedimiento paso a paso para realizar un peeling superficial de manera segura y efectiva.

1. Preparación del Entorno y del Paciente

1.1. Preparación del Entorno

- **Higiene**: Asegúrese de que el área de tratamiento esté limpia y desinfectada. Todos los instrumentos, como brochas, esponjas, o aplicadores, deben estar esterilizados.

- **Equipo Necesario**:
    - Solución de peeling (ácido glicólico, láctico, salicílico, etc.)
    - Brocha o aplicador de algodón.
    - Neutralizante (si es necesario).
    - Gasas, esponjas o algodón para aplicar el neutralizante.
    - Ventilador o abanico pequeño (opcional) para ayudar a calmar la piel durante la aplicación.
    - Reloj o temporizador para monitorear el tiempo de exposición.
    - Crema hidratante o calmante post-peeling.

1.2. Preparación del Paciente

- **Consulta Final**: Realizar una breve revisión con el paciente para confirmar que no ha habido cambios en su salud o su rutina de cuidado de la piel desde la última consulta.

- **Limpieza de la Piel**:
    - Limpie la piel del paciente con un limpiador suave y sin fragancia para eliminar el maquillaje, aceites y suciedad. Asegúrese de que la piel esté completamente limpia y seca antes de aplicar el peeling.

- **Protección de Áreas Sensibles**:
    - Aplicar una capa fina de vaselina o una crema barrera en áreas sensibles como los labios, las esquinas de la nariz y alrededor de los ojos para protegerlas del ácido.

- **Test de Tolerancia (opcional)**:
    - Si es la primera vez que el paciente se somete a un peeling, puede realizarse un test de tolerancia aplicando una pequeña cantidad de la solución en un área discreta de la piel y observando

cualquier reacción durante unos minutos.

2. Aplicación del Peeling

2.1. Selección de la Solución de Peeling

- **Tipo de Ácido**:
    - **Ácido Glicólico (20%-30%)**: Ideal para pieles normales a secas, mejora la textura y luminosidad de la piel.
    - **Ácido Salicílico (10%-20%)**: Adecuado para pieles grasas o propensas al acné, penetra en los poros y reduce la producción de sebo.
    - **Ácido Láctico (10%-20%)**: Suave y humectante, ideal para pieles sensibles o secas.
- **Concentración**:
    - Determinar la concentración de ácido en función del tipo de piel del paciente y el objetivo del tratamiento. Las concentraciones más bajas son recomendadas para pieles sensibles o en la primera sesión de peeling.

2.2. Aplicación de la Solución de Peeling

- **Método de Aplicación**:
    - Con una brocha, esponja o aplicador de algodón, aplique la solución de peeling de manera uniforme sobre la piel del paciente. Comience en áreas menos sensibles (frente, mejillas) y termine en áreas más sensibles (nariz, mentón).

- **Evitar Áreas Sensibles**:
    - Evite aplicar la solución directamente en los labios, las esquinas de la nariz, y alrededor de los ojos, a menos que esté utilizando un ácido suave como el láctico en concentraciones muy bajas.

- **Tiempo de Exposición**:
    - El tiempo de exposición varía según el tipo de ácido, la concentración y la tolerancia del paciente, pero generalmente oscila entre 2 y 5 minutos. Use un reloj o temporizador para controlar el tiempo con precisión.

- **Observación del Paciente**:

- Observe la piel del paciente durante la aplicación. Un leve enrojecimiento o sensación de hormigueo es normal, pero si el paciente experimenta ardor intenso, enrojecimiento severo o hinchazón, proceda a neutralizar el ácido inmediatamente.

3. Neutralización y Finalización

3.1. Neutralización (si es necesario)

- **Aplicación del Neutralizante:**
    - Si está utilizando un ácido que requiere neutralización (como el ácido glicólico), aplique el neutralizante uniformemente con una esponja o algodón una vez que haya transcurrido el tiempo de exposición. Asegúrese de cubrir todas las áreas donde se aplicó la solución de peeling.

- **Lavado con Agua Fría:**
    - Algunas soluciones de peeling, como el ácido salicílico, no requieren neutralización y se inactivan por sí solas. En este caso, lave suavemente la

piel con agua fría para retirar el exceso de solución y calmar la piel.

3.2. Hidratación y Protección Post-Peeling

- **Aplicación de Crema Calmante:**
    - Después de neutralizar y/o lavar la piel, aplique una crema calmante o hidratante rica en ingredientes como aloe vera, pantenol, o ácido hialurónico. Esto ayudará a calmar la piel y a restaurar la hidratación.

- **Protección Solar:**
    - Aplique un protector solar de amplio espectro (SPF 30 o superior) inmediatamente después del procedimiento. Asegúrese de que el paciente entienda la importancia de continuar usando protector solar todos los días para proteger la piel sensible post-peeling.

4. Cuidados Posteriores y Seguimiento

4.1. Instrucciones para el Paciente

- **Evitar Productos Irritantes:**

- - Indique al paciente que evite el uso de exfoliantes físicos, productos con retinoides, AHAs o BHAs durante al menos 3-5 días después del peeling, o hasta que la piel haya sanado completamente.

- **Mantener la Hidratación**:
  - Recomiende al paciente que continúe usando una crema hidratante suave y no comedogénica dos veces al día para mantener la piel hidratada y favorecer la curación.

- **Protección Solar Rigurosa**:
  - Reitere la importancia del uso diario de protector solar y la evitación de la exposición directa al sol para prevenir la hiperpigmentación y otros daños.

4.2. Programación de la Siguiente Sesión

- **Frecuencia del Tratamiento**:
  - Los peelings superficiales pueden repetirse cada 4-6 semanas, dependiendo de la respuesta de la piel y los objetivos del tratamiento.

Programe la próxima sesión en función del progreso observado y las necesidades del paciente.

- **Seguimiento**:
    o Programe una cita de seguimiento si es necesario para evaluar la respuesta de la piel al tratamiento y ajustar futuros peelings según sea necesario.

Este procedimiento paso a paso para peelings superficiales está diseñado para garantizar que el tratamiento se realice de manera segura y efectiva, maximizando los beneficios para la piel del paciente.

Productos y Herramientas Necesarias para un Peeling Superficial

Realizar un peeling superficial de manera efectiva y segura requiere una combinación de productos específicos y herramientas adecuadas. A continuación, se detalla una lista de productos y herramientas que son esenciales para llevar a cabo el procedimiento.

1. Productos Necesarios

1.1. Soluciones de Peeling

Ácido Glicólico (20%-30%): Ideal para mejorar la textura y luminosidad de la piel. Ejemplos:

Glytone Rejuvenating Mini Peel Gel

NeoStrata Resurface Gel Plus

Ácido Salicílico (10%-20%): Adecuado para pieles grasas y con tendencia al acné. Ejemplos:

Salicylic Acid 20% Peel de Perfect Image

SkinCeuticals LHA Cleansing Gel (2% Salicylic Acid)

Ácido Láctico (10%-20%): Suave y humectante, ideal para pieles secas y sensibles. Ejemplos:

The Ordinary Lactic Acid 10% + HA

Image Skincare Ageless Total Resurfacing Masque (contiene ácido láctico y glicólico)

1.2. Neutralizantes

Algunos ácidos, como el glicólico, requieren neutralización después de su aplicación.

Solución Neutralizante: Un producto especializado diseñado para detener la acción del ácido.

Neostrata Glycolic Acid Peel Neutralizer

Dermalogica Post Peel Neutralizer

Alternativa de Neutralización Casera: Una solución de bicarbonato de sodio (una cucharadita de bicarbonato en un vaso de agua) puede usarse en caso de necesidad.

1.3. Productos de Limpieza Pre-Peeling

Limpiador Suave: Para limpiar la piel antes de la aplicación del peeling.

CeraVe Hydrating Cleanser

La Roche-Posay Toleriane Hydrating Gentle Cleanser

1.4. Hidratantes y Crema Calmante Post-Peeling

Crema Calmante: Para calmar la piel después del peeling.

Avene Cicalfate+ Restorative Protective Cream

La Roche-Posay Cicaplast Baume B5

Hidratante Ligero: Para mantener la hidratación sin irritar la piel.

CeraVe Moisturizing Cream

Neutrogena Hydro Boost Water Gel

1.5. Protector Solar

Es crucial proteger la piel después del peeling.

Protector Solar de Amplio Espectro:

EltaMD UV Clear Broad-Spectrum SPF 46

La Roche-Posay Anthelios Melt-in Milk Sunscreen SPF 60

2. Herramientas Necesarias

2.1. Aplicadores de Peeling

Brochas para Peeling: Generalmente, se usan brochas de abanico hechas de fibras sintéticas para aplicar uniformemente la solución de peeling.

Fan Brush de fibra sintética (disponible en tiendas de suministros médicos o cosméticos)

Aplicadores de Algodón: Alternativa para aplicar la solución de peeling, especialmente para áreas pequeñas.

Aplicadores de algodón desechables (como los de punta grande o aplicadores de madera)

2.2. Herramientas para la Limpieza

Gasas Estériles: Para limpiar y secar la piel antes y después de la aplicación del peeling.

Gasas estériles (4x4 pulgadas)

Esponjas Cosméticas: Suaves y desechables, ideales para limpiar la piel antes y después del peeling.

Esponjas cosméticas desechables

2.3. Herramientas de Medición y Control de Tiempo

Temporizador o Cronómetro: Para medir con precisión el tiempo de exposición del peeling.

Temporizador digital de cocina o cronómetro de teléfono

Pipeta o Gotero: Para medir con precisión la cantidad de solución de peeling que se aplicará.

Pipeta desechable o gotero de vidrio

2.4. Equipo de Protección Personal

Guantes de Nitrilo: Para proteger las manos del operador durante la preparación y aplicación del peeling.

Guantes de nitrilo sin polvo

Mascarilla Facial: Para proteger al operador de inhalar vapores de ácidos concentrados.

Mascarilla facial desechable

2.5. Otras Herramientas Útiles

Vaselina o Crema Barrera: Para proteger áreas sensibles alrededor de los ojos, labios y narinas.

Vaselina (petrolato blanco)

Aquaphor Healing Ointment

Ventilador o Abanico Pequeño: Puede ser útil para aliviar cualquier sensación de ardor durante la aplicación del peeling.

Ventilador de mano pequeño o ventilador de mesa

3. Configuración del Área de Trabajo

3.1. Estación de Trabajo Limpia y Organizada

Asegúrese de que el área de trabajo esté desinfectada y que todos los productos y herramientas estén organizados y al alcance de la mano.

3.2. Preparación de Productos

Prepare todas las soluciones y herramientas necesarias antes de que llegue el paciente, asegurando que todo esté listo para un procedimiento fluido y seguro.

3.3. Iluminación Adecuada

Asegúrese de que el área de trabajo esté bien iluminada para poder observar la piel del paciente con precisión durante todo el procedimiento.

Este conjunto de productos y herramientas es esencial para realizar un peeling superficial de manera efectiva y segura. La elección de productos de alta calidad y el uso de las herramientas correctas garantizarán que el tratamiento se realice de manera profesional y que los pacientes reciban los mejores cuidados posibles.

Manejo de Efectos Secundarios y Complicaciones en Peelings Superficiales

Aunque los peelings superficiales son generalmente seguros, pueden surgir efectos secundarios y complicaciones. Es fundamental estar preparado para manejarlos de manera eficaz para minimizar el malestar del paciente y prevenir problemas más graves. A continuación, se detallan los efectos secundarios más comunes, las posibles complicaciones y las estrategias para su manejo.

1. Efectos Secundarios Comunes

1.1. Enrojecimiento (Eritema)

- **Causa**: El enrojecimiento leve es una respuesta normal a la exfoliación química, ya que el ácido penetra en las capas superficiales de la piel.

- **Manejo**:
    - **Aplicación de Crema Calmante**: Usar una crema calmante como **Avene Cicalfate+** o **La Roche-Posay Cicaplast Baume B5** inmediatamente después del peeling y durante los días siguientes para reducir la inflamación.
    - **Evitar Productos Irritantes**: Aconsejar al paciente que evite el uso de productos activos (retinoides, AHAs, BHAs) hasta que el enrojecimiento disminuya.

- **Duración**: El enrojecimiento suele durar de unas horas a un par de días, dependiendo de la sensibilidad de la piel.

1.2. Sequedad y Descamación

- **Causa**: La exfoliación de las capas superficiales de la piel puede causar sequedad y descamación a medida que la piel muerta se desprende.

- **Manejo**:
    - **Hidratación Intensiva**: Recomendar una crema hidratante rica en ceramidas, como **CeraVe Moisturizing Cream** o **Eucerin Advanced Repair Cream**.
    - **No Forzar la Exfoliación**: Aconsejar al paciente que no frote ni retire las áreas de piel descamada, permitiendo que se caigan naturalmente.

- **Duración**: La descamación suele comenzar de 2 a 3 días después del peeling y puede durar hasta una semana.

1.3. Sensibilidad al Sol

- **Causa**: La piel recién exfoliada es más susceptible a los daños solares y a la hiperpigmentación.

- **Manejo**:
    - **Protección Solar Estricta**: Insistir en el uso de un protector solar de amplio espectro (SPF 30 o superior) como **EltaMD UV Clear SPF 46**. La protección debe aplicarse diariamente y reaplicarse cada 2 horas si el paciente está expuesto al sol.
    - **Evitar la Exposición Directa**: Recomendar al paciente evitar la exposición solar directa y usar sombreros o ropa protectora.

- **Duración**: La piel puede permanecer sensible durante varias semanas, por lo que es importante mantener la protección solar continua.

2. Complicaciones Potenciales

2.1. Hiperpigmentación Postinflamatoria (PIH)

- **Causa**: Puede ocurrir si la piel inflamada se expone al sol o si se utiliza un ácido demasiado fuerte para el tipo de piel del paciente.

- **Manejo**:
    - **Uso de Despigmentantes**: Iniciar el tratamiento con despigmentantes tópicos como hidroquinona (2%-4%), **Paula's Choice 10% Azelaic Acid Booster** o **SkinCeuticals Discoloration Defense**.
    - **Protección Solar Rigurosa**: Intensificar la protección solar y evitar la exposición al sol.
    - **Seguimiento Médico**: Realizar un seguimiento cercano para ajustar el tratamiento según sea necesario.

- **Prevención**: Usar una concentración de ácido adecuada y preparar la piel correctamente antes del peeling puede reducir el riesgo de PIH.

2.2. Irritación y Quemaduras Químicas

- **Causa**: Puede ocurrir si la solución de peeling se deja actuar demasiado tiempo o si la concentración es demasiado alta para el tipo de piel del paciente.

- **Manejo**:
    - o **Neutralización Inmediata**: Si se observa enrojecimiento severo o ardor intenso durante el procedimiento, neutralizar el ácido inmediatamente con un neutralizante adecuado o lavar con agua fría.
    - o **Cremas Calmantes y Corticoides Tópicos**: Aplicar una crema calmante y, si es necesario, un corticoide tópico suave como la hidrocortisona al 1% para reducir la inflamación.
    - o **Seguimiento**: Monitorear al paciente para evaluar la evolución y ajustar el tratamiento si la irritación persiste.
- **Prevención**: Realizar una evaluación precisa del tipo de piel del paciente y ajustar el tiempo de exposición y la concentración del ácido en consecuencia.

2.3. Infecciones Cutáneas

- **Causa**: Aunque raro, el daño a la barrera cutánea durante un peeling puede predisponer a infecciones bacterianas o virales.

- **Manejo**:

    o **Identificación Temprana**: Estar atento a signos de infección como enrojecimiento persistente, calor, hinchazón, o pus. Si se sospecha una infección, derivar al paciente para evaluación médica inmediata.

    o **Tratamiento Antibiótico**: Si se confirma una infección bacteriana, iniciar un tratamiento antibiótico tópico o sistémico según la gravedad.

- **Prevención**: Asegurar una técnica de aplicación limpia y estéril, y evitar el peeling en pacientes con infecciones cutáneas activas.

2.4. Cicatrización Anormal

- **Causa**: Aunque es raro en peelings superficiales, el uso de una solución demasiado fuerte o un tiempo de exposición excesivo puede llevar a la cicatrización anormal, como cicatrices hipertróficas o queloides.

- **Manejo**:
  - **Tratamiento Temprano**: Si se desarrolla cicatrización anormal, puede ser necesario el uso de corticosteroides tópicos o inyecciones para reducir la formación de tejido cicatricial.
  - **Evaluación por un Especialista**: En casos graves, derivar al paciente a un dermatólogo para un tratamiento especializado.
- **Prevención**: Evaluar el historial médico del paciente para identificar cualquier predisposición a la cicatrización anormal y ajustar el tratamiento en consecuencia.

3. Recomendaciones Generales para el Manejo de Complicaciones

3.1. Educación del Paciente

- **Instrucciones Claras**: Asegúrese de que el paciente reciba instrucciones claras y por escrito sobre los cuidados post-peeling, incluyendo qué productos evitar y cómo manejar efectos secundarios comunes.

- **Identificación Temprana**: Enseñar al paciente a identificar signos de complicaciones tempranas, como enrojecimiento persistente, dolor intenso o signos de infección, y a buscar atención médica si se presentan.

3.2. Monitoreo y Seguimiento

- **Citas de Seguimiento**: Programar citas de seguimiento según sea necesario para evaluar la curación de la piel y ajustar el tratamiento post-peeling.

- **Disponibilidad**: Estar disponible para consultas adicionales en caso de que el paciente experimente complicaciones o tenga preguntas sobre el cuidado post-tratamiento.

3.3. Uso de Productos de Apoyo

- **Cremas Calmantes y Reparadoras**: Mantener una reserva de productos calmantes y reparadores que se puedan recomendar o aplicar inmediatamente en caso de efectos secundarios.

- **Antibióticos y Corticoides**: Tener a disposición tratamientos antibióticos y corticoides para manejar complicaciones como infecciones o inflamación severa.

Manejar los efectos secundarios y complicaciones de un peeling superficial de manera eficaz es esencial para garantizar la satisfacción del paciente y la seguridad del procedimiento. Al proporcionar una atención post-peeling adecuada y estar preparado para intervenir rápidamente en caso de complicaciones, los profesionales pueden asegurar una experiencia positiva y resultados óptimos para sus pacientes.

Procedimientos de Peeling Medio: Procedimiento Paso a Paso

Los peelings medios, como los que utilizan ácido tricloroacético (TCA) en concentraciones moderadas o combinaciones de ácidos, penetran más profundamente que los peelings superficiales, afectando tanto la epidermis como la dermis papilar. Debido a la mayor profundidad de acción, es fundamental seguir un procedimiento riguroso para maximizar la eficacia y minimizar los riesgos. A continuación, se presenta un procedimiento paso a paso para realizar un peeling medio de manera segura y efectiva.

1. Preparación del Entorno y del Paciente

1.1. Preparación del Entorno

- **Higiene y Esterilización**:
    - Asegúrese de que el área de tratamiento esté completamente limpia y esterilizada.
    - Todas las herramientas, como brochas, aplicadores y esponjas, deben estar debidamente desinfectadas o ser desechables.

- **Equipo Necesario**:
    - Solución de peeling (generalmente TCA al 20%-35% o combinaciones específicas).
    - Brocha o aplicador de algodón.
    - Vaselina o crema barrera para proteger áreas sensibles.
    - Gasas, esponjas, o algodón para aplicar el neutralizante, si es necesario.
    - Ventilador pequeño para calmar la piel durante la aplicación.
    - Reloj o temporizador para monitorear el tiempo de exposición.

- Crema calmante post-peeling.

1.2. Preparación del Paciente

- **Consulta Final**:
  - Confirmar que el paciente ha seguido la rutina de preparación pre-peeling y que no ha habido cambios en su estado de salud o en la rutina de cuidado de la piel.

- **Limpieza de la Piel**:
  - Limpie la piel del paciente con un limpiador suave, asegurándose de eliminar completamente el maquillaje, aceites y residuos. La piel debe estar seca y libre de residuos antes de aplicar el peeling.

- **Protección de Áreas Sensibles**:
  - Aplique una capa de vaselina o una crema barrera en áreas como los labios, las comisuras de la nariz, y alrededor de los ojos para protegerlas del ácido.

2. Aplicación del Peeling

2.1. Selección de la Solución de Peeling

- **Tipo de Ácido**:
    - **Ácido Tricloroacético (TCA) 20%-35%**: Es el ácido más común para peelings medios, eficaz para tratar arrugas moderadas, cicatrices y pigmentación.
    - **Combinación de TCA y Ácido Retinoico**: Esta combinación puede potenciar los resultados en casos de fotoenvejecimiento o cicatrices de acné.
    - **Peeling de Jessner (combinación de ácido salicílico, ácido láctico y resorcinol)**: A menudo se utiliza antes del TCA para mejorar la penetración.

- **Concentración**:
    - Determinar la concentración del ácido en función del tipo de piel y las necesidades específicas del paciente. TCA al 20% es adecuado para peelings medios más suaves, mientras que el 35% proporciona una penetración más profunda.

2.2. Aplicación de la Solución de Peeling

- **Método de Aplicación**:
  - Con una brocha, esponja o aplicador de algodón, aplique la solución de peeling de manera uniforme. Comience en áreas menos sensibles, como la frente y las mejillas, y termine en áreas más sensibles como la nariz y el mentón.

- **Frosting (Blanqueo de la Piel)**:
  - Observe el frosting, una reacción visible que indica la coagulación de proteínas en la piel. Esto generalmente ocurre en peelings con TCA y es un indicador clave para evaluar la profundidad del peeling.
  - El frosting leve (blanqueo suave) indica una acción superficial, mientras que el frosting más intenso (blanqueo blanco opaco) indica una acción más profunda.

- **Tiempo de Exposición**:
  - Dejar actuar la solución de 2 a 5 minutos, dependiendo de la respuesta

de la piel y el tipo de ácido. Monitoree continuamente la piel del paciente y ajuste el tiempo de exposición si es necesario.

- **Capas Adicionales**:
    - o Si se necesita un peeling más profundo, se pueden aplicar capas adicionales de la solución, permitiendo que la piel descanse entre capas para evaluar la respuesta. No exceda la profundidad deseada para evitar complicaciones.

3. Neutralización y Finalización

3.1. Neutralización (si es necesario)

- **Ácido Tricloroacético**:
    - o El TCA no requiere neutralización, ya que se autolimita y detiene su acción después de un tiempo determinado.

- **Limpieza y Calma**:
    - o Lave la piel suavemente con agua fría o utilice una solución neutralizante suave si se ha utilizado una combinación de ácidos que lo requiera.

- Utilice gasas o esponjas suaves para limpiar la piel, teniendo cuidado de no frotar ni irritar el área tratada.

3.2. Hidratación y Protección Post-Peeling

- **Aplicación de Crema Calmante:**
  - Aplique una crema calmante o hidratante rica en ingredientes como aloe vera, pantenol, o ácido hialurónico para ayudar a reducir la inflamación y calmar la piel.

- **Protección Solar:**
  - Aplique un protector solar de amplio espectro (SPF 30 o superior) inmediatamente después del procedimiento y asegúrese de que el paciente comprenda la importancia de usarlo diariamente.

4. Cuidados Posteriores y Seguimiento

4.1. Instrucciones para el Paciente

- **Evitar Productos Irritantes:**
  - Indique al paciente que evite el uso de exfoliantes físicos, retinoides, y otros

productos agresivos durante al menos 7-10 días después del peeling, o hasta que la piel se haya recuperado por completo.

- **Mantener la Hidratación**:
    - Recomiende al paciente que use una crema hidratante suave y no comedogénica dos veces al día. Productos como **CeraVe Moisturizing Cream** o **Eucerin Advanced Repair Cream** son opciones adecuadas.

- **Evitar la Exposición al Sol**:
    - Aconseje al paciente que evite la exposición directa al sol durante al menos dos semanas, y que continúe usando protector solar diariamente para prevenir la hiperpigmentación.

4.2. Programación de la Siguiente Sesión

- **Frecuencia del Tratamiento**:
    - Los peelings medios generalmente se realizan en ciclos de 3-6 meses, dependiendo de la respuesta de la piel y los objetivos del tratamiento.

- **Seguimiento**:
    - Programe una cita de seguimiento una semana después del peeling para evaluar la curación de la piel y discutir los resultados con el paciente.

5. Manejo de Complicaciones

5.1. Monitoreo de Reacciones Adversas

- **Hiperpigmentación Postinflamatoria**:
    - Puede tratarse con despigmentantes como hidroquinona, combinados con una protección solar estricta.

- **Irritación Severa o Quemaduras**:
    - Aplicar corticoides tópicos si es necesario y seguir con cremas calmantes y antibióticos si se sospecha infección.

5.2. Instrucciones para Emergencias

- **Identificación de Signos de Infección**:
    - Instruya al paciente para que busque atención médica si desarrolla enrojecimiento persistente, hinchazón,

pus, o fiebre, ya que estos pueden ser signos de infección.

- **Soporte Continuo**:
    - Asegúrese de que el paciente sepa cómo contactarlo en caso de cualquier preocupación post-tratamiento.

Este procedimiento paso a paso para peelings medios asegura que el tratamiento se realice de manera controlada y eficaz, maximizando los beneficios y minimizando el riesgo de complicaciones. Este enfoque estructurado es esencial para lograr resultados óptimos y mantener la seguridad del paciente en la práctica clínica.

Productos y Herramientas Necesarias para un Peeling Medio

Realizar un peeling medio de manera segura y efectiva requiere el uso de productos y herramientas específicos que garanticen tanto la eficacia del tratamiento como la seguridad del paciente. A continuación, se detalla una lista de productos y herramientas necesarias para llevar a cabo un peeling medio.

1. **Productos Necesarios**

1.1. **Soluciones de Peeling**

- **Ácido Tricloroacético (TCA)**:
  - **TCA al 20%-35%**: Es la concentración más comúnmente utilizada para peelings medios. El TCA al 20% es más suave y adecuado para tratamientos más superficiales, mientras que el TCA al 35% ofrece una penetración más profunda.
    - **Ejemplos**:
      - **MedPeel TCA 20%-35%**: Una línea profesional de TCA con diferentes concentraciones.
      - **Perfect Image TCA 30%**: Ofrece opciones para personalizar la profundidad del peeling.
- **Peeling de Jessner**:

- o Combinación de ácido salicílico, ácido láctico y resorcinol. A menudo se usa antes del TCA para mejorar la penetración.
    - **Ejemplos**:
        - **Vi Peel Jessner**: Una fórmula profesional que combina estos ingredientes para maximizar los resultados.

- **Ácido Retinoico**:
    - o A menudo se usa en combinación con TCA para mejorar los resultados en casos de fotoenvejecimiento o cicatrices.
        - **Ejemplos**:
            - **Obagi Blue Peel**: Una combinación de TCA y ácido retinoico diseñada para peelings medios.

1.2. Neutralizantes

Aunque el TCA no requiere neutralización, otros ácidos combinados pueden necesitarlo.

- **Solución Neutralizante**:
  - Una solución especializada para detener la acción de ácidos que requieren neutralización.
    - Ejemplos:
      - **Dermalogica Post Peel Neutralizer**: Un neutralizante suave y eficaz para su uso después de peelings químicos.

- **Alternativa de Neutralización Casera**:
  - Solución de bicarbonato de sodio (una cucharadita de bicarbonato en un vaso de agua) en caso de emergencia.

1.3. Productos de Limpieza Pre-Peeling

- **Limpiador Suave**:
  - Para limpiar la piel antes de la aplicación del peeling, asegurando que esté libre de impurezas.

- Ejemplos:
  - CeraVe Hydrating Cleanser
  - La Roche-Posay Toleriane Hydrating Gentle Cleanser

1.4. Hidratantes y Cremas Calmantes Post-Peeling

- **Crema Calmante:**
  - Para calmar la piel después del peeling y ayudar en la recuperación.
    - Ejemplos:
      - **Avene Cicalfate+ Restorative Protective Cream**
      - **La Roche-Posay Cicaplast Baume B5**

- **Hidratante Intensivo:**
  - Para mantener la piel hidratada y apoyar la curación.
    - Ejemplos:

- CeraVe Moisturizing Cream
- Eucerin Advanced Repair Cream

1.5. Protector Solar

Es esencial proteger la piel después de un peeling medio.

- **Protector Solar de Amplio Espectro:**
  - Un protector solar de alta calidad para proteger la piel sensible y recién exfoliada.
    - Ejemplos:
      - EltaMD UV Clear Broad-Spectrum SPF 46
      - La Roche-Posay Anthelios Melt-in Milk Sunscreen SPF 60

2. Herramientas Necesarias

2.1. Aplicadores de Peeling

- **Brochas para Peeling:**

- o   Brochas de abanico hechas de fibras sintéticas, utilizadas para aplicar la solución de peeling de manera uniforme.

    - **Ejemplos**:
        - **Fan Brush de fibra sintética (disponible en tiendas de suministros médicos o cosméticos)**

- **Aplicadores de Algodón**:
    - o   Alternativa para aplicar la solución de peeling, especialmente en áreas pequeñas o más sensibles.

        - **Ejemplos**:
            - **Aplicadores de algodón desechables (como los de punta grande o aplicadores de madera)**

2.2. Herramientas para la Limpieza

- **Gasas Estériles**:

- Para limpiar y secar la piel antes y después de la aplicación del peeling.
    - **Ejemplos:**
        - **Gasas estériles (4x4 pulgadas)**

- **Esponjas Cosméticas:**
    - Suaves y desechables, ideales para la limpieza de la piel durante el procedimiento.
        - **Ejemplos:**
            - **Esponjas cosméticas desechables**

2.3. Herramientas de Medición y Control de Tiempo

- **Temporizador o Cronómetro:**
    - Para medir con precisión el tiempo de exposición del peeling.
        - **Ejemplos:**
            - **Temporizador digital de cocina o cronómetro de teléfono**

- **Pipeta o Gotero**:
    - Para medir y aplicar con precisión la cantidad de solución de peeling.
        - **Ejemplos:**
            - **Pipeta desechable o gotero de vidrio**

2.4. Equipo de Protección Personal

- **Guantes de Nitrilo:**
    - Para proteger las manos del operador durante la preparación y aplicación del peeling.
        - **Ejemplos:**
            - **Guantes de nitrilo sin polvo**
- **Mascarilla Facial:**
    - Para proteger al operador de inhalar vapores de ácidos concentrados.
        - **Ejemplos:**
            - **Mascarilla facial desechable**

2.5. Otras Herramientas Útiles

- **Vaselina o Crema Barrera:**
    - Para proteger áreas sensibles alrededor de los ojos, labios y narinas.
        - Ejemplos:
            - Vaselina (petrolato blanco)
            - Aquaphor Healing Ointment
- **Ventilador o Abanico Pequeño:**
    - Puede ser útil para aliviar la sensación de ardor durante la aplicación del peeling.
        - Ejemplos:
            - Ventilador de mano pequeño o ventilador de mesa

3. Configuración del Área de Trabajo

3.1. Estación de Trabajo Limpia y Organizada

- Asegúrese de que el área de trabajo esté desinfectada y que todos los productos y herramientas estén organizados y al alcance de la mano.

3.2. Preparación de Productos

- Prepare todas las soluciones y herramientas necesarias antes de que llegue el paciente para asegurar un procedimiento fluido y seguro.

3.3. Iluminación Adecuada

- Asegúrese de que el área de trabajo esté bien iluminada para poder observar la piel del paciente con precisión durante todo el procedimiento.

Estos productos y herramientas son esenciales para realizar un peeling medio de manera efectiva y segura. La selección de productos de alta calidad y el uso de herramientas adecuadas asegurarán que el tratamiento se realice de manera profesional, optimizando los resultados y minimizando el riesgo de complicaciones.

Manejo de Efectos Secundarios y Complicaciones en Peelings Medios

Los peelings medios, debido a su mayor profundidad de penetración en la piel, tienen un riesgo más elevado de efectos secundarios y complicaciones en comparación con los peelings superficiales. Es fundamental que los profesionales estén preparados para manejar estos efectos de manera eficaz para asegurar la seguridad del paciente y optimizar los resultados del tratamiento. A continuación, se detallan los efectos secundarios comunes, las posibles complicaciones y las estrategias para su manejo.

1. Efectos Secundarios Comunes

1.1. Enrojecimiento (Eritema) Intenso

- **Causa**: Es una respuesta normal del cuerpo al daño controlado causado por el peeling, especialmente en peelings con TCA. El enrojecimiento puede ser más pronunciado que en los peelings superficiales y durar más tiempo.

- **Manejo**:
    - **Aplicación de Crema Calmante**: Usar cremas calmantes como **Avene Cicalfate+** o **La Roche-Posay Cicaplast Baume B5** inmediatamente después del peeling y durante los días siguientes.

- o **Corticoides Tópicos Suaves**: En casos de enrojecimiento intenso, se puede usar una crema de hidrocortisona al 1% durante unos días para reducir la inflamación.

- **Duración**: El enrojecimiento puede durar de varios días a dos semanas, dependiendo de la profundidad del peeling y la respuesta individual del paciente.

1.2. Descamación y Costras

- **Causa**: A medida que las capas superficiales de la piel se desprenden, es común que se formen costras pequeñas y que la piel se descame de manera significativa.

- **Manejo**:

  - o **Hidratación Intensiva**: Recomendar una crema hidratante rica en ceramidas, como **CeraVe Moisturizing Cream**, para mantener la piel hidratada y promover una curación adecuada.

  - o **No Forzar la Exfoliación**: Indicar al paciente que no retire las costras o la piel descamada prematuramente, ya que esto puede aumentar el riesgo de cicatrización y hiperpigmentación.

- **Duración**: La descamación y formación de costras pueden durar de 5 a 10 días, dependiendo de la extensión del peeling.

1.3. Sensibilidad al Sol

- **Causa**: La piel recién exfoliada es extremadamente vulnerable a los daños solares y a la hiperpigmentación.

- **Manejo**:
    - **Protección Solar Estricta**: Asegurarse de que el paciente use un protector solar de amplio espectro (SPF 30 o superior) como **EltaMD UV Clear SPF 46** todos los días y evite la exposición directa al sol.

    - **Evitar Exposición Directa**: Recomendar el uso de sombreros y ropa protectora para minimizar la exposición al sol durante al menos dos semanas post-peeling.

- **Duración**: La piel puede permanecer sensible durante varias semanas, por lo que la protección solar debe ser continua.

2. Complicaciones Potenciales

2.1. Hiperpigmentación Postinflamatoria (PIH)

- **Causa**: La inflamación y el daño cutáneo pueden desencadenar una producción excesiva de melanina, especialmente en pacientes con fototipos altos.

- **Manejo**:
    - **Uso de Despigmentantes**: Iniciar un tratamiento con despigmentantes tópicos como hidroquinona (2%-4%), **Paula's Choice 10% Azelaic Acid Booster**, o **SkinCeuticals Discoloration Defense** tan pronto como se detecte la hiperpigmentación.
    - **Protección Solar Rigurosa**: Aumentar la protección solar y continuar con medidas estrictas para evitar la exposición solar.
    - **Seguimiento Médico**: Realizar un seguimiento cercano y ajustar el

tratamiento según sea necesario. En casos severos, considerar la combinación de despigmentantes con tratamientos láser o peelings suaves adicionales.

- **Prevención**: Preparar adecuadamente la piel antes del peeling con agentes despigmentantes y asegurar una protección solar estricta post-peeling.

2.2. Infecciones Cutáneas

- **Causa**: La ruptura de la barrera cutánea durante un peeling medio puede predisponer a infecciones bacterianas, virales o fúngicas, especialmente si no se siguen las medidas de higiene adecuadas.

- **Manejo**:
    - **Identificación Temprana**: Estar atento a signos de infección como enrojecimiento persistente, calor, hinchazón, exudado purulento o fiebre. Si se sospecha una infección, derivar al paciente para evaluación médica inmediata.

- **Tratamiento Antibiótico**: Iniciar un tratamiento antibiótico tópico (como mupirocina) o sistémico si se confirma una infección bacteriana. Para infecciones virales, como herpes, se debe considerar el uso de antivirales tópicos o sistémicos como el aciclovir.

- **Prevención**: Asegurar una técnica de aplicación limpia y estéril, evitar el peeling en pacientes con infecciones cutáneas activas, y educar al paciente sobre la importancia del cuidado post-peeling.

2.3. Cicatrización Anormal

- **Causa**: La sobreexposición al ácido o la predisposición genética puede llevar a la formación de cicatrices hipertróficas o queloides.

- **Manejo**:
  - **Tratamiento Temprano**: Si se desarrolla cicatrización anormal, puede ser necesario el uso de corticoides tópicos o inyecciones de triamcinolona para reducir la formación de tejido cicatricial.

- o **Uso de Placas de Silicona**: Las placas de silicona pueden ayudar a aplanar cicatrices hipertróficas y mejorar su apariencia con el tiempo.

- o **Evaluación por un Especialista**: En casos graves, derivar al paciente a un dermatólogo para tratamiento especializado, que podría incluir láser o cirugías menores.

- **Prevención**: Evaluar el historial médico del paciente para identificar predisposiciones a cicatrices anormales y ajustar la concentración del ácido y el tiempo de exposición en consecuencia.

2.4. Quemaduras Químicas

- **Causa**: Una aplicación incorrecta, una concentración de ácido demasiado alta o un tiempo de exposición excesivo pueden causar quemaduras químicas en la piel.

- **Manejo**:

  - o **Neutralización Inmediata**: Si se sospecha una quemadura química durante el procedimiento, neutralizar el ácido inmediatamente con una solución neutralizante o lavar con agua fría.

- o **Tratamiento con Corticoides**: Aplicar corticoides tópicos para reducir la inflamación, y considerar el uso de antibióticos tópicos si hay riesgo de infección secundaria.

- o **Curación de Quemaduras**: Usar apósitos especializados y cremas reparadoras como **Avene Cicalfate+** para promover la curación y proteger la piel dañada.

- **Prevención**: Seguir estrictamente las instrucciones de aplicación, incluyendo la concentración y el tiempo de exposición adecuados para el tipo de piel del paciente.

3. Recomendaciones Generales para el Manejo de Complicaciones

3.1. Educación del Paciente

- **Instrucciones Claras**: Proporcionar al paciente instrucciones claras y por escrito sobre los cuidados post-peeling, incluyendo qué productos usar y cuáles evitar, y cómo identificar signos de complicaciones.

- **Seguimiento Cercano**: Establecer citas de seguimiento para monitorear la curación de la piel y evaluar cualquier complicación emergente.

3.2. Uso de Productos de Apoyo

- **Cremas Calmantes y Reparadoras**: Mantener una reserva de productos calmantes y reparadores, como cremas de corticoides y antibióticos tópicos, para manejar efectos secundarios y complicaciones.

- **Antibióticos y Antivirales**: Tener acceso a tratamientos antibióticos y antivirales para manejar infecciones cutáneas según sea necesario.

3.3. Soporte Continuo y Acceso a Emergencias

- **Disponibilidad para Consultas**: Estar disponible para consultas adicionales en caso de que el paciente experimente complicaciones o tenga preguntas sobre el cuidado post-tratamiento.

- **Instrucciones de Emergencia**: Asegurar que el paciente sepa cómo contactar al profesional en caso de emergencias y cuándo es necesario buscar atención médica inmediata.

El manejo efectivo de los efectos secundarios y complicaciones es esencial para garantizar la seguridad del paciente y el éxito del tratamiento con peelings medios. Al estar preparado para manejar estas situaciones de manera proactiva, los profesionales pueden asegurar una experiencia positiva y resultados óptimos para sus pacientes.

Procedimientos de Peeling Profundo: Procedimiento Paso a Paso

Los peelings profundos son tratamientos avanzados que penetran hasta las capas más profundas de la piel, específicamente la dermis reticular. Estos peelings están indicados para tratar arrugas profundas, cicatrices severas, daño solar avanzado y otras afecciones cutáneas graves. Debido a la agresividad del tratamiento, es crucial seguir un protocolo estricto para maximizar los resultados y minimizar las complicaciones. A continuación, se describe un procedimiento paso a paso para realizar un peeling profundo de manera segura y efectiva.

1. Preparación del Paciente y del Entorno

1.1. Evaluación y Consulta Inicial

- **Historia Clínica Completa**:

    o Realizar una evaluación exhaustiva del historial médico del paciente, prestando especial atención a condiciones como enfermedades cardíacas, renales y hepáticas, dado que algunos peelings profundos, como los que usan fenol, pueden tener efectos sistémicos significativos.

    o Evaluar la predisposición a cicatrices queloides o hipertróficas.

- **Discusión de Expectativas y Riesgos**:

    o Explicar detalladamente al paciente los riesgos y beneficios del procedimiento, incluyendo la posibilidad de cicatrización, hiperpigmentación, hipopigmentación y un tiempo de recuperación prolongado.

    o Asegurar que el paciente tenga expectativas realistas y esté plenamente informado sobre el proceso de recuperación.

- **Preparación Previa al Procedimiento**:

- Instruir al paciente sobre la importancia de la preparación de la piel, que incluye el uso de retinoides y agentes despigmentantes (como hidroquinona) durante 4-6 semanas antes del peeling.

- Confirmar que el paciente haya suspendido el uso de medicamentos que puedan aumentar el riesgo de complicaciones, como la isotretinoína.

1.2. Preparación del Entorno

- **Higiene y Esterilización**:
  - Asegurarse de que el área de tratamiento esté completamente limpia y esterilizada. Todos los equipos y herramientas deben estar desinfectados o ser desechables.

- **Equipo Necesario**:
  - Solución de peeling (fenol o TCA de alta concentración).
  - Brochas de abanico o aplicadores de algodón.

- Vaselina o crema barrera para proteger áreas sensibles.

- Gasas, esponjas, y apósitos estériles.

- Monitores cardíacos (obligatorio si se usa fenol).

- Reloj o temporizador para controlar el tiempo de exposición.

- Crema calmante y reparadora post-peeling.

2. Procedimiento de Aplicación del Peeling

2.1. Anestesia y Sedación

- **Anestesia Local o Sedación Consciente:**
    - Debido al dolor asociado con los peelings profundos, generalmente se utiliza anestesia local combinada con sedación consciente. Si se usa fenol, el procedimiento debe realizarse en un entorno quirúrgico con monitoreo cardíaco continuo debido al riesgo de arritmias.

- **Protección de Áreas Sensibles:**

- Aplicar una capa gruesa de vaselina o crema barrera en áreas como los labios, las comisuras de la nariz y alrededor de los ojos para protegerlas del ácido.

2.2. Aplicación de la Solución de Peeling

- **Selección de la Solución**:
    - **Fenol**: Utilizado principalmente para peelings profundos, es eficaz en el tratamiento de arrugas profundas y cicatrices severas, pero requiere monitoreo cardíaco debido a su potencial toxicidad.
    - **Ácido Tricloroacético (TCA) 50%**: Menos agresivo que el fenol, pero todavía capaz de penetrar profundamente en la piel, indicado para pieles más claras o cuando se desean resultados menos drásticos.

- **Método de Aplicación**:
    - Con una brocha o aplicador de algodón, aplicar la solución de peeling de manera uniforme sobre la piel. Comenzar en las áreas menos sensibles

(frente y mejillas) y proceder a áreas más sensibles (nariz, mentón).

- o Aplicar la solución de manera precisa y controlada, evitando áreas que no requieren tratamiento profundo.

- **Tiempo de Exposición y Observación:**

  - o Monitorear la piel para observar el frosting (blanqueo de la piel), que indica la profundidad de la penetración del ácido.

  - o El tiempo de exposición varía según la reacción de la piel, pero generalmente no debe exceder los 5-10 minutos. El fenol, en particular, debe aplicarse en secciones pequeñas del rostro para controlar la exposición y reducir el riesgo sistémico.

- **Capas Adicionales (si es necesario):**

  - o Si se requiere una mayor profundidad, se pueden aplicar capas adicionales de la solución, permitiendo un descanso entre aplicaciones para evaluar la respuesta de la piel.

2.3. Neutralización y Limpieza

- **Neutralización (si es necesario):**
    - El fenol no requiere neutralización, ya que su acción es auto-limitante. Si se utilizan otros ácidos que requieren neutralización, aplique una solución neutralizante adecuada según las instrucciones.

- **Limpieza de la Piel:**
    - Después del tiempo de acción del ácido, limpie la piel con agua fría o una solución salina estéril para eliminar cualquier residuo de la solución de peeling.

3. Manejo Inmediato Post-Peeling

3.1. Aplicación de Crema Calmante y Apósitos

- **Crema Calmante:**
    - Aplicar una crema calmante o reparadora, como **Avene Cicalfate+** o **La Roche-Posay Cicaplast Baume B5**, para reducir la inflamación y promover la curación de la piel.

- **Aplicación de Apósitos**:
    - En muchos casos, se aplican apósitos húmedos o vendajes oclusivos para proteger la piel, acelerar la curación y prevenir infecciones.

3.2. Monitoreo y Cuidados Inmediatos

- **Monitoreo de Signos Vitales**:
    - Si se usó fenol, continuar monitoreando los signos vitales del paciente durante al menos una hora después del procedimiento para detectar cualquier complicación sistémica.

- **Instrucciones para el Paciente**:
    - Proporcionar instrucciones claras y detalladas sobre los cuidados post-peeling, incluyendo la aplicación de cremas, el uso de protector solar y la importancia de evitar la exposición al sol.

4. Cuidados Posteriores y Seguimiento

4.1. Instrucciones para el Paciente

- **Evitar Productos Irritantes**:
    - Indicar al paciente que evite el uso de productos exfoliantes, retinoides, y otros productos agresivos durante al menos 3-4 semanas después del peeling. Solo deben usarse productos calmantes e hidratantes recomendados.

- **Mantener la Hidratación**:
    - Recomendar el uso de cremas hidratantes ricas en ceramidas y humectantes, como **CeraVe Moisturizing Cream**, para mantener la piel hidratada y apoyar la curación.

- **Protección Solar Extrema**:
    - Instruir al paciente a usar protector solar de amplio espectro todos los días y evitar la exposición directa al sol durante al menos 3-6 meses después del peeling.

4.2. Seguimiento Médico Regular

- **Citas de Seguimiento**:

- Programe citas de seguimiento a los 7 días, 14 días, y luego mensualmente, para monitorear la curación de la piel y manejar cualquier complicación que pueda surgir.

- **Monitoreo de Complicaciones**:
    - Evaluar al paciente para detectar signos de infección, cicatrización anormal o hiperpigmentación postinflamatoria. Tratar estas complicaciones de manera proactiva con antibióticos, corticoides tópicos o despigmentantes según sea necesario.

4.3. Programación de Tratamientos Adicionales

- **Reevaluación de Necesidades**:
    - Dependiendo de los resultados, considerar la posibilidad de tratamientos de seguimiento adicionales para mantener y mejorar los resultados.

- **Manejo a Largo Plazo**:
    - Discuta con el paciente las opciones para el mantenimiento a largo plazo de

los resultados, incluyendo el cuidado de la piel y la posible necesidad de procedimientos futuros.

5. Manejo de Complicaciones

5.1. Identificación Temprana y Tratamiento de Complicaciones

- **Hiperpigmentación e Hipopigmentación:**
    - Tratar la hiperpigmentación con despigmentantes y asegurar la protección solar continua. La hipopigmentación puede ser más difícil de tratar y puede requerir la intervención de un dermatólogo.

- **Infecciones Cutáneas:**
    - Iniciar tratamiento antibiótico o antiviral inmediatamente si se sospecha una infección. Derivar al paciente a un dermatólogo si la infección no mejora.

- **Cicatrización Anormal:**
    - Tratar cicatrices hipertróficas o queloides con corticoides tópicos o inyecciones de triamcinolona.

Considerar tratamientos adicionales como láser o cirugías menores en casos graves.

5.2. Revisión de Procedimientos

- **Evaluación de Resultados**:
    - Revisar los resultados a largo plazo del peeling y realizar ajustes en futuros procedimientos según las necesidades y reacciones individuales del paciente.

- **Educación Continua**:
    - Asegurarse de que el paciente esté completamente informado sobre el cuidado de la piel a largo plazo y cómo mantener los resultados del peeling profundo.

Este procedimiento paso a paso proporciona una guía exhaustiva para realizar peelings profundos de manera segura y efectiva. La preparación cuidadosa, la aplicación precisa y el seguimiento diligente son esenciales para obtener resultados óptimos y manejar cualquier complicación que pueda surgir.

Productos y Herramientas Necesarias para un Peeling Profundo

Realizar un peeling profundo requiere una serie de productos y herramientas específicos para garantizar tanto la seguridad del paciente como la eficacia del tratamiento. A continuación, se detallan los productos y herramientas necesarios para llevar a cabo un peeling profundo.

1. Productos Necesarios

1.1. Soluciones de Peeling

- **Fenol**:
    - Utilizado en peelings profundos debido a su capacidad para penetrar hasta la dermis reticular, tratando arrugas profundas y cicatrices severas. Sin embargo, debido a su toxicidad potencial, se debe usar con precaución y en un entorno controlado.
        - **Ejemplos**:
            - **Baker-Gordon Phenol Peel**: Una formulación clásica utilizada en peelings profundos,

que incluye fenol, agua destilada, jabón y aceite de croton.

- **Ácido Tricloroacético (TCA) al 50%**:
  - Otra opción para peelings profundos, menos agresiva que el fenol, pero aún capaz de penetrar profundamente. Se puede usar solo o en combinación con otros agentes.
    - **Ejemplos**:
      - **MedPeel TCA 50%**: Una opción común para tratamientos de profundidad media a profunda.

1.2. Anestésicos y Sedantes

- **Anestésicos Locales**:
  - Se utilizan para minimizar el dolor durante el procedimiento. Pueden aplicarse tópicamente o mediante inyección.
    - **Ejemplos**:

- **Lidocaína tópica al 4%-5%**: Comúnmente utilizada para anestesiar la piel antes del peeling.

- **Sedantes Conscientes**:
    - A menudo necesarios en peelings profundos para mantener al paciente cómodo y tranquilo.
        - **Ejemplos**:
            - **Midazolam o Diazepam**: Sedantes comúnmente usados bajo supervisión médica.

1.3. Productos de Limpieza Pre-Peeling

- **Limpiador Antiséptico**:
    - Se utiliza para preparar la piel antes del peeling, asegurando que esté limpia y libre de aceites, maquillaje y residuos.
        - **Ejemplos**:

- **Chlorhexidine Solution**: Un limpiador antiséptico eficaz para desinfectar la piel antes del procedimiento.

1.4. Hidratantes y Cremas Calmantes Post-Peeling

- **Crema Calmante:**
  - Para reducir la inflamación y promover la curación de la piel después del peeling.
    - **Ejemplos**:
      - **Avene Cicalfate+ Restorative Protective Cream**
      - **La Roche-Posay Cicaplast Baume B5**

- **Hidratante Intensivo**:
  - Para mantener la piel hidratada durante la fase de curación.
    - **Ejemplos**:

- CeraVe Moisturizing Cream
- Eucerin Advanced Repair Cream

1.5. Protector Solar

La protección solar es crucial después de un peeling profundo para prevenir la hiperpigmentación y otros daños.

- **Protector Solar de Amplio Espectro:**
    - Un protector solar de alta calidad para proteger la piel recién exfoliada.
        - Ejemplos:
            - EltaMD UV Clear Broad-Spectrum SPF 46
            - La Roche-Posay Anthelios Melt-in Milk Sunscreen SPF 60

1.6. Productos Adicionales para el Cuidado Post-Peeling

- **Antibióticos Tópicos:**

- o Para prevenir infecciones en la piel tratada.
    - Ejemplos:
        - **Mupirocina**: Un antibiótico tópico eficaz en la prevención de infecciones cutáneas.

- **Corticoides Tópicos**:
    - o Para reducir la inflamación post-peeling.
        - Ejemplos:
            - **Hidrocortisona al 1%**: Un corticoide suave para controlar la inflamación leve.

2. Herramientas Necesarias

2.1. Aplicadores de Peeling

- **Brochas para Peeling**:
    - o Brochas de abanico hechas de fibras sintéticas, utilizadas para aplicar la

solución de peeling de manera uniforme.

- **Ejemplos:**
  - **Fan Brush de fibra sintética**: Ideal para la aplicación precisa de soluciones de peeling.

- **Aplicadores de Algodón:**
  - Alternativa para aplicar la solución de peeling, especialmente en áreas pequeñas o más sensibles.
    - **Ejemplos:**
      - **Aplicadores de algodón desechables (como los de punta grande o aplicadores de madera)**

2.2. Herramientas de Limpieza

- **Gasas Estériles:**
  - Para limpiar y secar la piel antes y después de la aplicación del peeling.
    - **Ejemplos:**

- **Gasas estériles (4x4 pulgadas)**

- **Esponjas Cosméticas:**
  - Suaves y desechables, ideales para la limpieza de la piel durante el procedimiento.
    - Ejemplos:
      - **Esponjas cosméticas desechables**

2.3. Herramientas de Medición y Control de Tiempo

- **Temporizador o Cronómetro:**
  - Para medir con precisión el tiempo de exposición del peeling.
    - Ejemplos:
      - **Temporizador digital o cronómetro**

- **Pipeta o Gotero:**
  - Para medir y aplicar con precisión la cantidad de solución de peeling.
    - Ejemplos:

- **Pipeta desechable o gotero de vidrio**

2.4. Equipo de Protección Personal

- **Guantes de Nitrilo:**
    - Para proteger las manos del operador durante la preparación y aplicación del peeling.
        - **Ejemplos:**
            - **Guantes de nitrilo sin polvo**
- **Mascarilla Facial:**
    - Para proteger al operador de inhalar vapores de ácidos concentrados.
        - **Ejemplos:**
            - **Mascarilla facial desechable**
- **Gafas de Protección:**
    - Para proteger los ojos del operador durante la aplicación de ácidos.
        - **Ejemplos:**

- **Gafas de seguridad**

2.5. Equipos Médicos para Monitoreo

- **Monitor Cardíaco:**
  - Es imprescindible cuando se utiliza fenol, debido al riesgo de arritmias.
    - **Ejemplos:**
      - Monitor cardíaco estándar para uso clínico

- **Equipo de Reanimación:**
  - Siempre debe estar disponible en caso de una reacción adversa durante el uso de fenol.
    - **Ejemplos:**
      - Desfibrilador externo automático (DEA)
      - Kit de primeros auxilios con equipo de reanimación

2.6. Otras Herramientas Útiles

- **Vaselina o Crema Barrera:**
  - Para proteger áreas sensibles alrededor de los ojos, labios y narinas.
    - **Ejemplos:**
      - Vaselina (petrolato blanco)
      - Aquaphor Healing Ointment

- **Ventilador o Abanico Pequeño:**
  - Puede ser útil para aliviar la sensación de ardor durante la aplicación del peeling.
    - **Ejemplos:**
      - Ventilador de mano pequeño o ventilador de mesa

3. Configuración del Área de Trabajo

3.1. Estación de Trabajo Limpia y Organizada

- Asegúrese de que el área de trabajo esté desinfectada y que todos los productos y herramientas estén organizados y al alcance de la mano.

3.2. Preparación de Productos

- Prepare todas las soluciones y herramientas necesarias antes de que llegue el paciente, asegurando que todo esté listo para un procedimiento fluido y seguro.

3.3. Iluminación Adecuada

- Asegúrese de que el área de trabajo esté bien iluminada para poder observar la piel del paciente con precisión durante todo el procedimiento.

Estos productos y herramientas son esenciales para realizar un peeling profundo de manera segura y eficaz. La elección de productos de alta calidad y el uso de las herramientas adecuadas asegurarán que el tratamiento se realice de manera profesional, optimizando los resultados y minimizando el riesgo de complicaciones.

Manejo de Efectos Secundarios y Complicaciones en Peelings Profundos

Los peelings profundos son procedimientos potentes y, debido a su naturaleza agresiva, presentan un mayor riesgo de efectos secundarios y complicaciones en comparación con peelings más superficiales. Es fundamental que los profesionales estén preparados para manejar estos efectos de manera eficaz para asegurar la seguridad del paciente y el éxito del tratamiento. A continuación, se detallan los efectos secundarios más comunes, las complicaciones potenciales y las estrategias para su manejo.

1. Efectos Secundarios Comunes

1.1. Enrojecimiento (Eritema) Prolongado

- **Causa**: El enrojecimiento intenso y prolongado es una respuesta esperada tras un peeling profundo, ya que la piel se encuentra en un estado de curación profunda.

- **Manejo**:
    - **Aplicación de Crema Calmante**: Usar cremas calmantes como **Avene Cicalfate+** o **La Roche-Posay Cicaplast Baume B5** para reducir la inflamación.
    - **Corticoides Tópicos Suaves**: En casos de enrojecimiento persistente, se puede usar una crema de hidrocortisona al 1% durante unos días para aliviar la inflamación.

- **Duración**: El enrojecimiento puede durar varias semanas, e incluso hasta tres meses, dependiendo de la profundidad del peeling y la respuesta individual del paciente.

1.2. Descamación y Formación de Costras

- **Causa**: La exfoliación profunda provoca una significativa descamación y formación de costras, lo cual es una parte natural del proceso de curación.

- **Manejo**:
    - **Hidratación Intensiva**: Recomendar una crema hidratante rica en ceramidas, como **CeraVe Moisturizing Cream**, para mantener la piel hidratada y promover una curación adecuada.
    - **No Forzar la Exfoliación**: Instruir al paciente a no retirar las costras o la piel descamada prematuramente, ya que esto puede aumentar el riesgo de cicatrización y pigmentación anormal.

- **Duración**: La descamación y formación de costras pueden durar de 7 a 14 días, con la piel nueva apareciendo gradualmente durante este tiempo.

1.3. Dolor y Molestias

- **Causa**: El dolor y las molestias son comunes debido a la profundidad del tratamiento que afecta las capas más profundas de la piel.

- **Manejo**:

    - **Analgésicos Orales**: Recomendar analgésicos de venta libre como paracetamol o ibuprofeno para manejar el dolor.

    - **Compresas Frías**: Aplicar compresas frías para aliviar la sensación de ardor y reducir la inflamación.

- **Duración**: El dolor puede durar varios días después del procedimiento, pero debería disminuir gradualmente a medida que la piel comienza a sanar.

1.4. Sensibilidad al Sol

- **Causa**: La piel recién exfoliada es extremadamente sensible a los rayos UV y corre un alto riesgo de desarrollar hiperpigmentación si no se protege adecuadamente.

- **Manejo**:

- Protección Solar Extrema: Insistir en el uso de un protector solar de amplio espectro (SPF 30 o superior) como **EltaMD UV Clear SPF 46** todos los días, incluso en interiores, y evitar la exposición directa al sol.

- **Evitar Exposición Directa al Sol**: Recomendar al paciente el uso de sombreros de ala ancha y ropa protectora durante al menos 6 meses post-peeling.

- **Duración**: La sensibilidad al sol puede persistir durante varios meses, por lo que la protección solar debe ser continua.

2. Complicaciones Potenciales

2.1. Hiperpigmentación Postinflamatoria (PIH)

- **Causa**: La inflamación severa y el daño cutáneo profundo pueden desencadenar una producción excesiva de melanina, especialmente en pacientes con fototipos más altos.

- **Manejo**:

- **Uso de Despigmentantes**: Iniciar un tratamiento con despigmentantes tópicos como hidroquinona (2%-4%), **Paula's Choice 10% Azelaic Acid Booster**, o **SkinCeuticals Discoloration Defense** tan pronto como se detecte la hiperpigmentación.

- **Protección Solar Rigurosa**: Intensificar la protección solar y mantener un régimen estricto para prevenir la exacerbación de la hiperpigmentación.

- **Seguimiento Médico**: Realizar un seguimiento cercano y ajustar el tratamiento según sea necesario. En casos severos, considerar la combinación de despigmentantes con peelings químicos suaves o tratamientos con láser.

- **Prevención**: Preparar adecuadamente la piel antes del peeling y asegurar una protección solar estricta post-peeling para minimizar el riesgo.

2.2. Infecciones Cutáneas

- **Causa**: La barrera cutánea comprometida durante un peeling profundo puede permitir la entrada de bacterias, virus o hongos, causando infecciones cutáneas.

- **Manejo**:
    - **Identificación Temprana**: Estar atento a signos de infección como enrojecimiento persistente, calor, hinchazón, secreción purulenta o fiebre. Si se sospecha una infección, se debe actuar de inmediato.
    - **Tratamiento Antibiótico**: Iniciar un tratamiento con antibióticos tópicos (como mupirocina) o sistémicos según la gravedad de la infección. Para infecciones virales, como herpes simple, considerar el uso de antivirales tópicos o sistémicos como aciclovir.
- **Prevención**: Asegurar una técnica de aplicación limpia y estéril, evitar el peeling en pacientes con infecciones cutáneas activas y educar al paciente sobre la importancia del cuidado post-peeling.

2.3. Cicatrización Anormal

- **Causa**: La sobreexposición al ácido o la predisposición genética puede llevar a la formación de cicatrices hipertróficas o queloides.

- **Manejo**:
  - **Tratamiento Temprano**: Si se desarrolla cicatrización anormal, puede ser necesario el uso de corticoides tópicos o inyecciones de triamcinolona para reducir la formación de tejido cicatricial.
  - **Uso de Placas de Silicona**: Las placas de silicona pueden ayudar a aplanar cicatrices hipertróficas y mejorar su apariencia con el tiempo.
  - **Evaluación por un Especialista**: En casos graves, derivar al paciente a un dermatólogo para tratamiento especializado, que podría incluir láser, inyecciones de esteroides o cirugía.
- **Prevención**: Evaluar el historial médico del paciente para identificar predisposiciones a cicatrices anormales y ajustar la concentración del ácido y el tiempo de exposición en consecuencia.

2.4. Hipopigmentación

- **Causa**: La destrucción de melanocitos durante un peeling profundo puede causar hipopigmentación, resultando en manchas claras permanentes.

- **Manejo**:
  - **Tratamientos de Estimulación de Melanina**: Aunque es difícil de tratar, algunos casos pueden responder a tratamientos con láser fraccionado o terapia con luz.
  - **Maquillaje Correctivo**: En casos donde la hipopigmentación es permanente, el uso de maquillaje correctivo puede ayudar a igualar el tono de la piel.

- **Prevención**: Seleccionar cuidadosamente a los pacientes para peelings profundos y evitar su uso en aquellos con alto riesgo de hipopigmentación.

2.5. Toxicidad Sistémica (con Fenol)

- **Causa**: El fenol, utilizado en peelings profundos, puede ser absorbido sistémicamente, lo que puede provocar arritmias cardíacas y toxicidad hepática o renal.

- **Manejo**:
  - **Monitoreo Cardíaco**: Durante el procedimiento, el paciente debe ser monitoreado continuamente para detectar cualquier signo de arritmia.
  - **Soporte Médico Inmediato**: Si se detecta toxicidad sistémica, se debe brindar soporte médico inmediato, que puede incluir tratamiento en una unidad de cuidados intensivos.
- **Prevención**: Realizar el procedimiento en un entorno controlado, como un quirófano con monitorización cardíaca continua, y aplicar el fenol en secciones pequeñas del rostro para minimizar la absorción sistémica.

3. Recomendaciones Generales para el Manejo de Complicaciones

3.1. Educación del Paciente

- **Instrucciones Claras**: Proporcionar al paciente instrucciones claras y por escrito sobre los cuidados post-peeling, incluyendo qué productos usar y cuáles evitar, cómo identificar signos de complicaciones y cuándo buscar ayuda médica.

- **Seguimiento Cercano**: Programar citas de seguimiento regulares para monitorear la curación de la piel y evaluar cualquier complicación emergente.

3.2. Uso de Productos de Apoyo

- **Cremas Calmantes y Reparadoras**: Mantener una reserva de productos calmantes y reparadores para manejar efectos secundarios comunes como la inflamación y la sequedad.

- **Antibióticos y Antivirales**: Tener a disposición tratamientos antibióticos y antivirales para manejar infecciones cutáneas según sea necesario.

3.3. Soporte Continuo y Acceso a Emergencias

- **Disponibilidad para Consultas**: Estar disponible para consultas adicionales en caso de que el paciente experimente complicaciones o tenga preguntas sobre el cuidado post-tratamiento.

- **Instrucciones de Emergencia**: Asegurar que el paciente sepa cómo contactar al profesional en caso de emergencias y cuándo es necesario buscar atención médica inmediata.

El manejo eficaz de los efectos secundarios y complicaciones en peelings profundos es crucial para garantizar la seguridad del paciente y el éxito del tratamiento. Prepararse para manejar estas situaciones de manera proactiva y efectiva permite obtener resultados óptimos y asegura una experiencia positiva para el paciente.

Parte 3: Aplicaciones Clínicas y Cosméticas

Tratamiento de Patologías Cutáneas

Acné y Cicatrices

El tratamiento del acné y sus cicatrices es una de las aplicaciones más comunes y efectivas del peeling químico en la dermatología clínica. Los peelings químicos pueden ayudar a reducir la gravedad del acné, mejorar la textura de la piel y minimizar la apariencia de cicatrices post-acné. A continuación, se explora en detalle cómo se pueden utilizar los diferentes tipos de peelings para tratar el acné activo y las cicatrices de acné, así como las consideraciones clave para lograr resultados óptimos.

1. Tratamiento del Acné Activo

El acné es una condición cutánea inflamatoria que se manifiesta en diversas formas, como comedones, pápulas, pústulas, nódulos y quistes. Los peelings químicos pueden ser una herramienta efectiva en el manejo del acné, especialmente en casos de acné comedogénico y acné inflamatorio leve a moderado.

1.1. Tipos de Peelings Utilizados para el Acné

- **Ácido Salicílico (BHA):**
    - **Mecanismo de Acción**: El ácido salicílico es un beta-hidroxiácido (BHA) que penetra en los poros y disuelve el sebo y las células muertas, ayudando a prevenir la obstrucción de los poros. Su acción antiinflamatoria también reduce el enrojecimiento y la hinchazón asociados con el acné.
    - **Indicaciones**: Efectivo en el tratamiento de acné comedogénico (puntos negros y blancos) y en la reducción de brotes inflamatorios leves.
    - **Protocolo**: Generalmente se utiliza en concentraciones del 10%-20%, aplicado cada 2-4 semanas según la respuesta del paciente.

- **Ácido Glicólico (AHA)**:
    - **Mecanismo de Acción**: El ácido glicólico es un alfa-hidroxiácido (AHA) que exfolia la capa superior de la piel, promoviendo la renovación celular y mejorando la textura de la piel. También ayuda a reducir la hiperpigmentación postinflamatoria asociada con el acné.
    - **Indicaciones**: Adecuado para pieles con acné inflamatorio leve y para mejorar la textura de la piel en pacientes con hiperpigmentación postacné.
    - **Protocolo**: Se utiliza en concentraciones del 20%-30%, aplicado cada 2-4 semanas.
- **Ácido Mandélico (AHA)**:
    - **Mecanismo de Acción**: El ácido mandélico es un AHA con una molécula más grande que penetra más lentamente en la piel, lo que lo hace menos irritante. Tiene propiedades antibacterianas que ayudan a combatir el acné.

- o **Indicaciones**: Ideal para pieles sensibles y para pacientes con acné inflamatorio leve a moderado.
- o **Protocolo**: Se utiliza en concentraciones del 10%-20%, aplicado cada 2-4 semanas.

1.2. Consideraciones y Cuidados Post-Peeling

- **Protección Solar**: Es crucial para prevenir la hiperpigmentación postinflamatoria, ya que la piel tratada es más sensible al daño solar.
- **Rutina de Cuidado de la Piel**: El paciente debe continuar con un régimen de cuidado que incluya limpiadores suaves, hidratantes no comedogénicos y productos específicos para el acné, como retinoides tópicos o peróxido de benzoilo, según lo indicado por el dermatólogo.
- **Evitar la Irritación**: Se debe evitar el uso de productos agresivos inmediatamente después del peeling para reducir el riesgo de irritación.

2. Tratamiento de Cicatrices de Acné

Las cicatrices de acné son una preocupación común para muchos pacientes y pueden variar desde cicatrices atróficas (como las cicatrices tipo "ice pick" o "boxcar") hasta cicatrices hipertróficas y queloides. Los peelings químicos pueden mejorar la apariencia de estas cicatrices mediante la exfoliación controlada de las capas superiores de la piel y la estimulación de la producción de colágeno.

2.1. Tipos de Peelings para Cicatrices de Acné

- **Ácido Tricloroacético (TCA) en Concentraciones Medias:**
    - **Mecanismo de Acción:** El TCA penetra más profundamente en la piel, estimulando la producción de colágeno y promoviendo la regeneración de la piel. Es especialmente efectivo para cicatrices atróficas superficiales.
    - **Indicaciones:** Cicatrices tipo "ice pick" y "boxcar" superficiales a moderadas.
    - **Protocolo:** Se utiliza en concentraciones del 20%-35%, aplicado cada 4-6 semanas. Puede ser combinado con el método de Cross TCA para mejorar cicatrices profundas.

- **Fenol:**

- **Mecanismo de Acción**: El fenol es un agente exfoliante extremadamente profundo que remodela el colágeno y regenera la piel a nivel profundo.
- **Indicaciones**: Cicatrices atróficas severas y fotoenvejecimiento avanzado.
- **Protocolo**: Dado su potencial para causar efectos secundarios graves, como la hipopigmentación y la toxicidad sistémica, el fenol debe ser utilizado solo por profesionales altamente capacitados y en entornos controlados.

- **Peeling de Jessner**:
  - **Mecanismo de Acción**: Este peeling combina ácido salicílico, ácido láctico y resorcinol, proporcionando una exfoliación media que mejora la textura de la piel y ayuda a tratar cicatrices superficiales.
  - **Indicaciones**: Cicatrices superficiales y pigmentación irregular postacné.

- o **Protocolo**: Generalmente se utiliza como preparación para otros peelings más profundos o como tratamiento independiente para cicatrices leves.

2.2. Consideraciones para el Tratamiento de Cicatrices de Acné

- **Evaluación de la Profundidad de las Cicatrices**: Es crucial evaluar la profundidad y el tipo de cicatrices para seleccionar el tipo y la concentración de peeling más adecuado.

- **Combinar con Otros Tratamientos**: Los peelings para cicatrices de acné a menudo se combinan con otros tratamientos, como microneedling, láser fraccionado o rellenos dérmicos, para obtener mejores resultados.

- **Cuidados Post-Peeling**: El manejo post-peeling es esencial para evitar complicaciones. Esto incluye la hidratación adecuada, protección solar estricta y evitar la manipulación de la piel.

- **Seguimiento**: Es importante programar citas de seguimiento para evaluar la respuesta al tratamiento y realizar ajustes si es necesario. Los pacientes deben ser informados de que la mejora de las cicatrices puede requerir múltiples sesiones y tratamientos combinados.

3. Casos Especiales y Precauciones

3.1. Acné Quístico o Nodular

- **Consideraciones**: El acné quístico o nodular severo puede requerir tratamiento médico con retinoides orales como isotretinoína antes de considerar peelings químicos. Los peelings pueden exacerbar la inflamación en casos activos, por lo que se deben emplear con precaución.

3.2. Pieles Oscuras (Fototipos IV-VI)

- **Consideraciones**: Las pieles más oscuras tienen un mayor riesgo de desarrollar hiperpigmentación postinflamatoria. Se recomienda el uso de peelings más suaves y la preparación previa con agentes despigmentantes para minimizar este riesgo.

3.3. Pacientes con Tendencia a Cicatrices Hipertróficas o Queloides

- **Consideraciones**: Estos pacientes deben ser evaluados cuidadosamente antes de realizar peelings profundos o medios, ya que tienen un mayor riesgo de cicatrización anormal.

El tratamiento del acné y las cicatrices de acné mediante peelings químicos ofrece resultados significativos cuando se realiza de manera adecuada y con una cuidadosa selección de los agentes exfoliantes. Al comprender las indicaciones, las técnicas de aplicación y los cuidados postoperatorios, los profesionales pueden optimizar los resultados para sus pacientes y minimizar el riesgo de complicaciones.

Tratamiento de Patologías Cutáneas

Melasma y Hiperpigmentación

El melasma y la hiperpigmentación son trastornos de la pigmentación que afectan a muchas personas, especialmente a aquellas con fototipos más altos. El manejo de estas condiciones puede ser desafiante, pero los peelings químicos son una opción efectiva para mejorar la apariencia de la piel, reducir la hiperpigmentación y lograr un tono de piel más uniforme. A continuación, se detallan los métodos para tratar el melasma y la hiperpigmentación utilizando peelings químicos, con un enfoque en la selección adecuada de agentes exfoliantes y en los cuidados post-tratamiento.

1. Tratamiento del Melasma

El melasma es una condición de hiperpigmentación crónica caracterizada por manchas marrones o grisáceas que aparecen comúnmente en la cara, especialmente en las mejillas, la frente, el labio superior y el mentón. El melasma es más frecuente en mujeres y se asocia a menudo con la exposición solar, los cambios hormonales (como el embarazo o el uso de anticonceptivos hormonales) y la predisposición genética.

1.1. Tipos de Peelings Utilizados para el Melasma

- **Ácido Glicólico (AHA)**:
    - **Mecanismo de Acción**: El ácido glicólico es un alfa-hidroxiácido (AHA) que exfolia las capas superiores de la piel, promoviendo la renovación celular y reduciendo la hiperpigmentación. Además, ayuda a mejorar la penetración de otros tratamientos tópicos despigmentantes.
    - **Indicaciones**: Efectivo en el tratamiento del melasma epidérmico (cuando la pigmentación está más cerca de la superficie de la piel).

- **Protocolo**: Se utiliza en concentraciones del 20%-50%, dependiendo de la tolerancia del paciente y la profundidad del melasma. El tratamiento se realiza cada 2-4 semanas, con un régimen de mantenimiento a largo plazo.

- **Peeling de Jessner**:
    - **Mecanismo de Acción**: Este peeling combina ácido salicílico, ácido láctico y resorcinol, lo que proporciona una exfoliación media que puede mejorar la pigmentación desigual del melasma.
    - **Indicaciones**: Adecuado para pacientes con melasma mixto (una combinación de pigmentación superficial y profunda).
    - **Protocolo**: Generalmente se utiliza en combinación con otros peelings o tratamientos tópicos, aplicado cada 3-4 semanas.

- **Ácido Kójico y Ácido Láctico**:
    - **Mecanismo de Acción**: El ácido kójico inhibe la tirosinasa, una enzima clave

en la producción de melanina, mientras que el ácido láctico exfolia suavemente y mejora la luminosidad de la piel.

- o **Indicaciones**: Especialmente útil en pieles sensibles y como tratamiento de mantenimiento para el melasma.

- o **Protocolo**: Se utiliza en concentraciones del 10%-20%, aplicado cada 2-4 semanas.

1.2. Consideraciones y Cuidados Post-Peeling

- **Protección Solar Estricta**: El uso de protector solar de amplio espectro (SPF 30 o superior) es crucial para evitar la reactivación del melasma, ya que la exposición solar es un desencadenante importante.

- **Uso de Agentes Despigmentantes**: Los tratamientos tópicos con hidroquinona, ácido azelaico o ácido tranexámico pueden complementarse con peelings químicos para mejorar los resultados. Estos agentes deben usarse bajo la supervisión de un dermatólogo para evitar efectos secundarios como la irritación.

- **Evitar Productos Irritantes**: Es fundamental que el paciente evite el uso de productos agresivos o exfoliantes físicos inmediatamente después del peeling para prevenir la irritación y la hiperpigmentación postinflamatoria.

2. Tratamiento de la Hiperpigmentación Postinflamatoria (PIH)

La hiperpigmentación postinflamatoria (PIH) es una respuesta de la piel a la inflamación o lesión, que resulta en manchas oscuras en el área afectada. Es común en personas con fototipos altos (piel más oscura) y puede desencadenarse por acné, procedimientos estéticos, lesiones o incluso reacciones alérgicas.

2.1. Tipos de Peelings para Hiperpigmentación Postinflamatoria

- **Ácido Mandélico (AHA)**:
    - **Mecanismo de Acción**: El ácido mandélico es un AHA más suave que penetra lentamente en la piel, lo que lo hace ideal para pieles sensibles o de color. Ayuda a exfoliar la piel y reduce la producción de melanina.

- - **Indicaciones**: Adecuado para tratar la hiperpigmentación en pieles sensibles y como parte de un régimen de mantenimiento.

  - **Protocolo**: Se utiliza en concentraciones del 10%-20%, aplicado cada 2-4 semanas.

- **Ácido Salicílico (BHA)**:

  - **Mecanismo de Acción**: Como un beta-hidroxiácido, el ácido salicílico penetra en los poros y ayuda a reducir la inflamación, al tiempo que exfolia suavemente las capas superiores de la piel.

  - **Indicaciones**: Efectivo para tratar PIH asociada con el acné u otras afecciones inflamatorias.

  - **Protocolo**: Se utiliza en concentraciones del 10%-20%, aplicado cada 2-4 semanas.

- **Ácido Tricloroacético (TCA) en Baja Concentración**:

- **Mecanismo de Acción**: El TCA exfolia las capas más superficiales de la piel, ayudando a igualar el tono de la piel y reducir la hiperpigmentación.

- **Indicaciones**: Ideal para PIH más persistente o en áreas donde otros peelings más suaves no han sido efectivos.

- **Protocolo**: Se utiliza en concentraciones del 10%-20%, aplicado cada 4-6 semanas, dependiendo de la respuesta del paciente.

2.2. Consideraciones para el Tratamiento de la Hiperpigmentación Postinflamatoria

- **Evaluación del Tipo de Piel y Profundidad de la Hiperpigmentación**: Es fundamental evaluar correctamente la profundidad y extensión de la hiperpigmentación para seleccionar el tipo de peeling y la concentración adecuada.

- **Mantenimiento a Largo Plazo**: La PIH puede requerir un tratamiento continuo y de mantenimiento para prevenir recurrencias, especialmente en pieles más oscuras. Esto puede incluir el uso regular de agentes despigmentantes y peelings suaves.

- **Combinar con Otros Tratamientos**: En casos de PIH persistente, los peelings pueden combinarse con otros tratamientos, como el microneedling, láser o la microdermoabrasión, para mejorar la penetración y eficacia de los agentes despigmentantes.

- **Protección Solar y Cuidado Post-Peeling**: Como en el tratamiento del melasma, la protección solar es crítica para prevenir la exacerbación de la PIH. También es importante mantener la piel bien hidratada y evitar la exposición a productos irritantes.

3. Casos Especiales y Precauciones

3.1. Pieles Oscuras (Fototipos IV-VI)

- **Consideraciones**: Las pieles más oscuras tienen un mayor riesgo de desarrollar PIH después de procedimientos como los peelings químicos. Es esencial utilizar peelings más suaves y considerar la preparación de la piel con agentes despigmentantes antes del tratamiento para minimizar este riesgo.

3.2. Pacientes con Historia de Hiperpigmentación Recurrente

- **Consideraciones**: Estos pacientes pueden necesitar un enfoque de tratamiento más gradual y conservador, utilizando peelings de menor concentración y con intervalos más largos entre las sesiones.

3.3. Embarazo y Lactancia

- **Consideraciones**: Durante el embarazo, el melasma (a veces denominado "cloasma" o "máscara del embarazo") es común. Aunque algunos peelings pueden ser seguros, es crucial evitar agentes como la hidroquinona y consultar con un médico antes de iniciar cualquier tratamiento.

El tratamiento del melasma y la hiperpigmentación mediante peelings químicos requiere un enfoque cuidadoso y personalizado. Al seleccionar los agentes adecuados, ajustar las concentraciones y proporcionar cuidados postoperatorios adecuados, los profesionales pueden ayudar a los pacientes a lograr una piel más uniforme y reducir significativamente las manchas oscuras.

Envejecimiento Cutáneo

El envejecimiento cutáneo es un proceso inevitable que afecta la estructura y función de la piel. Se caracteriza por la aparición de arrugas, pérdida de elasticidad, flacidez, pigmentación irregular y textura áspera. Los peelings químicos son una herramienta eficaz en el arsenal contra el envejecimiento cutáneo, ayudando a rejuvenecer la piel al exfoliar las capas superficiales y estimular la regeneración celular. A continuación, se explora cómo los peelings químicos pueden ser utilizados para tratar el envejecimiento cutáneo, incluyendo la selección de agentes adecuados y las consideraciones clave para optimizar los resultados.

1. Factores del Envejecimiento Cutáneo

El envejecimiento de la piel es influenciado por varios factores:

- **Envejecimiento Intrínseco (Cronológico):**
    - Es el proceso natural de envejecimiento debido al paso del tiempo, caracterizado por la disminución de la producción de colágeno, elastina y ácido hialurónico. Esto resulta en arrugas finas, piel delgada y pérdida de volumen.

- **Envejecimiento Extrínseco (Fotoenvejecimiento):**
    - Provocado por factores ambientales, principalmente la exposición a los rayos UV, pero también influenciado por la contaminación, el tabaquismo y la dieta. El fotoenvejecimiento causa arrugas profundas, manchas solares, pigmentación irregular y una textura áspera de la piel.

2. Tipos de Peelings Utilizados para el Envejecimiento Cutáneo

Dependiendo de la gravedad de los signos de envejecimiento y el tipo de piel del paciente, se pueden utilizar diferentes tipos de peelings químicos para mejorar la apariencia de la piel envejecida.

2.1. Peelings Superficiales

- **Ácido Glicólico (AHA):**
    - **Mecanismo de Acción:** Exfolia la capa más externa de la piel, promoviendo la renovación celular y mejorando la textura y luminosidad de la piel. También estimula la producción de colágeno.

- o **Indicaciones**: Ideal para tratar líneas finas, textura desigual y manchas solares leves. Es adecuado para el tratamiento de mantenimiento regular.
- o **Protocolo**: Se utiliza en concentraciones del 20%-50%, aplicado cada 2-4 semanas, dependiendo de la sensibilidad de la piel y los resultados deseados.

- **Ácido Mandélico (AHA)**:
  - o **Mecanismo de Acción**: Similar al ácido glicólico, pero con una penetración más lenta debido a su mayor tamaño molecular, lo que lo hace más suave y menos irritante.
  - o **Indicaciones**: Beneficioso para pieles sensibles o propensas al enrojecimiento, y para tratar signos leves de envejecimiento.
  - o **Protocolo**: Se utiliza en concentraciones del 10%-20%, aplicado cada 2-4 semanas.

2.2. Peelings Medios

- **Ácido Tricloroacético (TCA) en Concentraciones Medias**:
    - **Mecanismo de Acción**: El TCA penetra más profundamente que los AHA, exfoliando las capas medias de la piel. Esto estimula la regeneración celular, mejora la textura y reduce las arrugas finas y moderadas.
    - **Indicaciones**: Eficaz para tratar arrugas moderadas, cicatrices superficiales y pigmentación irregular debido al fotoenvejecimiento.
    - **Protocolo**: Se utiliza en concentraciones del 20%-35%, aplicado cada 4-6 semanas, dependiendo de la respuesta de la piel.
- **Peeling de Jessner**:
    - **Mecanismo de Acción**: Este peeling combina ácido salicílico, ácido láctico y resorcinol para proporcionar una exfoliación media que mejora la textura de la piel, reduce las arrugas finas y unifica el tono.

- o **Indicaciones**: Adecuado para pieles con signos moderados de envejecimiento, incluyendo arrugas finas, hiperpigmentación y piel apagada.

- o **Protocolo**: Aplicado cada 3-4 semanas, puede usarse solo o en combinación con otros peelings para potenciar los resultados.

2.3. Peelings Profundos

- **Fenol**:

    - o **Mecanismo de Acción**: El fenol es el peeling químico más profundo, capaz de remodelar el colágeno y tratar arrugas profundas y cicatrices severas. Es un tratamiento potente que puede producir resultados dramáticos pero con un mayor riesgo de complicaciones.

    - o **Indicaciones**: Indicado para pacientes con arrugas profundas, flacidez marcada y daño solar severo.

    - o **Protocolo**: Generalmente se realiza una sola vez debido a su profundidad y efectos prolongados. El fenol debe ser aplicado en un entorno controlado, como un quirófano, debido a su potencial toxicidad sistémica y la necesidad de monitoreo cardíaco.

- **Ácido Tricloroacético (TCA) en Alta Concentración:**

    o **Mecanismo de Acción**: Utilizado en concentraciones del 50%, el TCA en alta concentración proporciona una exfoliación profunda que trata arrugas más pronunciadas y mejora significativamente la textura y el tono de la piel.

    o **Indicaciones**: Ideal para tratar el envejecimiento severo en pacientes que buscan resultados significativos y están dispuestos a tolerar un mayor tiempo de recuperación.

    o **Protocolo**: Aplicado con precaución debido a su profundidad, generalmente bajo sedación consciente y con un seguimiento riguroso post-procedimiento.

3. Consideraciones y Cuidados Post-Peeling

3.1. Protección Solar Estricta

- **Importancia**: Después de un peeling, la piel está particularmente vulnerable a los daños por rayos UV, lo que puede empeorar la hiperpigmentación y comprometer los resultados del tratamiento.

- **Protocolo**: Se debe aplicar un protector solar de amplio espectro (SPF 30 o superior) todos los días, reaplicándolo cada 2 horas si el paciente está expuesto al sol. El uso de sombreros de ala ancha y ropa protectora también es altamente recomendable.

3.2. Hidratación y Reparación

- **Productos Recomendados**: Es crucial mantener la piel hidratada para apoyar la regeneración celular. Se recomiendan cremas hidratantes que contengan ceramidas, ácido hialurónico y péptidos. Crema calmante como **Avene Cicalfate+** o **La Roche-Posay Cicaplast Baume B5** puede ser beneficiosa para calmar la piel post-peeling.

- **Protocolo**: Aplicar la crema hidratante dos veces al día, asegurándose de no utilizar productos que contengan ingredientes irritantes o exfoliantes durante al menos 7-10 días después del peeling.

3.3. Evitar el Uso de Productos Agresivos

- **Importancia**: El uso de retinoides, ácidos exfoliantes o productos con ingredientes activos fuertes debe evitarse durante las primeras semanas después del peeling para prevenir irritaciones y complicaciones.

- **Protocolo**: Reintroducir estos productos gradualmente una vez que la piel se haya recuperado por completo, bajo la supervisión de un profesional.

3.4. Seguimiento y Mantenimiento

- **Protocolo de Seguimiento**: Es esencial programar citas de seguimiento para evaluar la curación de la piel y ajustar el plan de tratamiento según sea necesario. Los peelings superficiales y medios pueden requerir sesiones de mantenimiento cada 3-6 meses para prolongar los resultados.

- **Tratamientos Complementarios**: Para mantener y mejorar los resultados, se pueden recomendar tratamientos complementarios como láser fraccionado, microneedling o rellenos dérmicos.

4. Casos Especiales y Precauciones

4.1. Pieles Sensibles y Reactivas

- **Consideraciones**: Las pieles sensibles pueden reaccionar de manera adversa a peelings más agresivos. Es crucial comenzar con peelings más suaves y evaluar la tolerancia antes de avanzar a tratamientos más profundos.

- **Protocolo**: Utilizar peelings como el ácido mandélico o concentraciones bajas de ácido glicólico y aplicar con intervalos más largos entre sesiones.

4.2. Pieles Oscuras (Fototipos IV-VI)

- **Consideraciones**: Las pieles oscuras tienen un mayor riesgo de hiperpigmentación postinflamatoria. Es importante seleccionar peelings adecuados y preparar la piel con agentes despigmentantes antes del tratamiento.

- **Protocolo**: Considerar peelings más suaves y realizar pruebas en pequeñas áreas antes de tratar zonas más extensas.

4.3. Pacientes con Historia de Tratamientos Previos

- **Consideraciones**: Los pacientes que han recibido tratamientos anteriores, como láseres o rellenos, deben ser evaluados cuidadosamente para evitar complicaciones como cicatrices o alteraciones en la textura de la piel.

- **Protocolo**: Revisar el historial de tratamientos del paciente y ajustar el protocolo del peeling según sea necesario, teniendo en cuenta las sensibilidades previas y el estado actual de la piel.

El tratamiento del envejecimiento cutáneo mediante peelings químicos es una estrategia efectiva para mejorar la apariencia y salud de la piel envejecida. Al seleccionar cuidadosamente los agentes exfoliantes, ajustar las concentraciones según las necesidades individuales y proporcionar un cuidado postoperatorio adecuado, los profesionales pueden ayudar a sus pacientes a lograr una piel más joven, firme y luminosa.

Peeling Químico en Diferentes Fototipos de Piel

Adaptaciones Según el Tipo de Piel

El éxito de un peeling químico depende en gran medida de la adaptación del tratamiento a las características específicas del tipo de piel del paciente, especialmente en términos de fototipo. Los fototipos de piel, clasificados del I al VI en la escala de Fitzpatrick, determinan la reacción de la piel a la exposición solar y su propensión a desarrollar hiperpigmentación postinflamatoria, cicatrices y otros efectos secundarios. A continuación, se exploran las consideraciones y adaptaciones necesarias para realizar peelings químicos en diferentes fototipos de piel, asegurando resultados óptimos y minimizando el riesgo de complicaciones.

1. **Clasificación de los Fototipos de Piel (Escala de Fitzpatrick)**

    - **Fototipo I**: Piel muy clara, ojos claros, pelo rubio o pelirrojo. Se quema fácilmente y rara vez se broncea.

    - **Fototipo II**: Piel clara, ojos claros, pelo rubio o castaño. Se quema con facilidad y se broncea mínimamente.

    - **Fototipo III**: Piel clara a media, ojos y pelo de cualquier color. Se quema moderadamente y se broncea de forma gradual.

- **Fototipo IV**: Piel morena clara, ojos y pelo oscuros. Rara vez se quema, se broncea con facilidad.

- **Fototipo V**: Piel morena oscura, ojos y pelo oscuros. Rara vez se quema, se broncea muy fácilmente.

- **Fototipo VI**: Piel negra, ojos y pelo oscuros. Nunca se quema, se broncea profundamente.

2. Adaptaciones del Peeling Químico Según el Fototipo de Piel

2.1. Fototipos I y II

Los fototipos I y II son los más claros y, por tanto, tienen menos riesgo de desarrollar hiperpigmentación postinflamatoria, pero son más propensos a quemaduras solares y sensibilidad post-peeling.

- **Selección de Peelings**:
    - **Ácido Glicólico (AHA)**: Ideal para mejorar la textura y luminosidad de la piel, así como para tratar líneas finas y manchas solares leves.
    - **Ácido Láctico (AHA)**: Suave y humectante, adecuado para pieles

sensibles que necesitan una exfoliación ligera.

- **Ácido Tricloroacético (TCA) en Baja a Media Concentración**: Puede usarse con seguridad en concentraciones del 10%-20% para tratar signos de fotoenvejecimiento.

- **Protocolo**:
    - Realizar pruebas de parche antes del tratamiento completo.
    - Usar peelings más superficiales en las primeras sesiones para evaluar la respuesta de la piel.
    - Instruir al paciente sobre la necesidad de una protección solar estricta post-tratamiento.

2.2. Fototipo III

El fototipo III, aunque más resistente que los fototipos I y II, todavía requiere precaución, ya que tiene un mayor riesgo de hiperpigmentación postinflamatoria.

- **Selección de Peelings**:

- **Ácido Glicólico o Mandélico (AHA)**: Ambos son opciones seguras, siendo el ácido mandélico preferido para pieles sensibles.

- **Peeling de Jessner**: Proporciona una exfoliación media que es útil para tratar hiperpigmentación y mejorar la textura de la piel.

- **Ácido Tricloroacético (TCA) en Concentraciones Medias**: Útil para tratar arrugas finas a moderadas y cicatrices superficiales, generalmente en concentraciones del 15%-20%.

- **Protocolo**:

  - Evaluar la respuesta de la piel en una pequeña área antes del tratamiento completo.

  - Comenzar con peelings de baja concentración y aumentar gradualmente según la tolerancia.

  - Reforzar la importancia del uso continuo de protector solar para prevenir hiperpigmentación.

2.3. Fototipos IV y V

Los fototipos IV y V tienen un riesgo elevado de hiperpigmentación postinflamatoria, por lo que los peelings químicos deben seleccionarse y aplicarse con extrema precaución.

- **Selección de Peelings**:
    - **Ácido Mandélico (AHA)**: Debido a su penetración más lenta, es menos irritante y reduce el riesgo de PIH.
    - **Ácido Salicílico (BHA)**: Efectivo para tratar el acné en pieles más oscuras y menos propenso a causar hiperpigmentación.
    - **Peeling de Jessner**: Puede utilizarse con precaución para tratar hiperpigmentación y mejorar el tono de la piel, en combinación con agentes despigmentantes.
    - **Ácido Tricloroacético (TCA) en Baja Concentración**: Usado con mucha cautela, generalmente no más del 10%-15%.
- **Protocolo**:

- Preparar la piel con agentes despigmentantes como la hidroquinona antes del tratamiento para reducir el riesgo de PIH.

- Realizar pruebas de parche y comenzar con peelings suaves.

- Monitorear de cerca la piel durante y después del peeling, ajustando el tratamiento si es necesario.

- Asegurar una protección solar rigurosa y el uso de productos calmantes post-peeling.

2.4. Fototipo VI

El fototipo VI, con piel negra, tiene el mayor riesgo de hiperpigmentación postinflamatoria y cicatrización queloide, lo que requiere un enfoque altamente conservador.

- **Selección de Peelings**:

    - **Ácido Mandélico (AHA)**: La mejor opción para exfoliación suave, reduciendo el riesgo de irritación y PIH.

    - **Ácido Salicílico (BHA)**: Beneficioso para el control del acné y para exfoliación sin un alto riesgo de hiperpigmentación.

- **Peelings Combinados Suaves**: Como el peeling de Jessner modificado (sin resorcinol), para mejorar la textura y el tono con menor riesgo.

- **Protocolo**:

    - Siempre realizar pruebas de parche antes de un tratamiento completo.

    - Preparar la piel con agentes despigmentantes y usar peelings de baja concentración.

    - Considerar peelings combinados y tratamientos menos invasivos, como microdermoabrasión, antes de recurrir a peelings químicos más profundos.

    - Enfatizar la protección solar extrema y el uso de agentes reparadores para reducir el riesgo de complicaciones.

3. Consideraciones Generales para Todos los Fototipos

3.1. Protección Solar

Independientemente del fototipo, la protección solar es fundamental después de un peeling químico para prevenir la hiperpigmentación postinflamatoria y proteger la piel vulnerable.

- **Protocolo**:
    - Usar protector solar de amplio espectro (SPF 30 o superior) diariamente.
    - Reaplicar el protector solar cada 2 horas si se está al aire libre.
    - Recomendar el uso de sombreros y ropa protectora para minimizar la exposición solar.

3.2. Hidratación y Cuidado Post-Peeling

La hidratación y el cuidado adecuado post-peeling son esenciales para todos los tipos de piel para asegurar una curación adecuada y minimizar los riesgos de complicaciones.

- **Productos Recomendados**:
    - Cremas hidratantes con ceramidas, ácido hialurónico y péptidos.

- Cremas calmantes como **Avene Cicalfate+** o **La Roche-Posay Cicaplast Baume B5**.
- Evitar productos que contengan ingredientes irritantes o exfoliantes durante al menos 7-10 días después del peeling.

3.3. Ajuste de las Concentraciones y Frecuencia

La concentración del agente exfoliante y la frecuencia del tratamiento deben ajustarse cuidadosamente según el fototipo y la respuesta individual de la piel.

- **Protocolo**:
    - Comenzar con concentraciones más bajas y aumentar gradualmente si la piel lo tolera bien.
    - Espaciar las sesiones de peeling más tiempo en pieles más oscuras para dar tiempo a la piel a recuperarse y reducir el riesgo de hiperpigmentación.

3.4. Monitoreo y Seguimiento

El monitoreo continuo durante el tratamiento y el seguimiento post-peeling son cruciales para detectar y manejar cualquier efecto adverso tempranamente.

- **Protocolo**:
    - Programar citas de seguimiento para evaluar la curación y la respuesta al tratamiento.
    - Ajustar el plan de tratamiento según sea necesario en función de la respuesta de la piel y cualquier efecto adverso observado.

Adaptar el tratamiento de peeling químico al fototipo de piel del paciente es esencial para maximizar la efectividad del procedimiento y minimizar los riesgos. Al seleccionar cuidadosamente los agentes, ajustar las concentraciones y proporcionar un cuidado postoperatorio adecuado, los profesionales pueden ofrecer tratamientos seguros y eficaces para todos los tipos de piel.

Peeling Químico en Diferentes Fototipos de Piel

Precauciones Especiales para Pieles Más Oscuras

Las pieles más oscuras (fototipos IV, V y VI en la escala de Fitzpatrick) requieren un enfoque particularmente cuidadoso cuando se utilizan peelings químicos debido a su mayor predisposición a desarrollar hiperpigmentación postinflamatoria (PIH), cicatrices queloides y otros efectos adversos. A continuación, se detallan las precauciones especiales que deben tomarse al realizar peelings químicos en pacientes con piel más oscura para asegurar la seguridad y la efectividad del tratamiento.

1. Riesgos Asociados con Pieles Más Oscuras

- **Hiperpigmentación Postinflamatoria (PIH):**
    - La PIH es una respuesta común en pieles más oscuras tras la inflamación o lesión de la piel, que puede ser desencadenada por peelings químicos. Se manifiesta como manchas oscuras en las áreas tratadas, que pueden ser difíciles de tratar.

- **Hipopigmentación:**
    - La pérdida de pigmentación en las áreas tratadas puede ocurrir, especialmente con peelings más profundos. Esto puede resultar en manchas claras permanentes que contrastan con la piel circundante.

- **Cicatrización Anormal:**

- Las pieles más oscuras son más propensas a desarrollar cicatrices queloides o hipertróficas tras procedimientos invasivos, incluidos los peelings químicos.

2. Selección de Peelings Adecuados

2.1. Peelings Suaves y Superficiales

- **Ácido Mandélico (AHA)**:
    - **Ventajas**: Penetra la piel más lentamente, lo que reduce el riesgo de irritación y PIH. Es suave y bien tolerado por pieles más oscuras.
    - **Indicaciones**: Ideal para exfoliación suave, mejorar la textura y tratar hiperpigmentación leve.

- **Ácido Salicílico (BHA)**:
    - **Ventajas**: Tiene propiedades antiinflamatorias, lo que lo hace adecuado para pieles propensas al acné y para prevenir la PIH.
    - **Indicaciones**: Efectivo para el tratamiento del acné y la hiperpigmentación asociada.

- **Peeling de Jessner Modificado**:

    o **Ventajas**: Proporciona una exfoliación media que puede mejorar la pigmentación y la textura sin causar irritación significativa.

    o **Indicaciones**: Útil para tratar hiperpigmentación y mejorar la uniformidad del tono de la piel.

2.2. Evitar Peelings Profundos sin Preparación Adecuada

- **Ácido Tricloroacético (TCA)**:

    o **Precauciones**: El TCA en concentraciones superiores al 20% debe usarse con extrema precaución, ya que puede inducir PIH o hipopigmentación. Es recomendable comenzar con concentraciones bajas y aumentar gradualmente si la piel lo tolera bien.

- **Fenol**:

    o **Precauciones**: Debido a su profundidad, el fenol se asocia con un alto riesgo de hipopigmentación en pieles más oscuras y generalmente no se recomienda para estos fototipos.

3. Preparación de la Piel Antes del Peeling

3.1. Uso de Agentes Despigmentantes Previos al Tratamiento

- **Hidroquinona**:
    - **Protocolo**: Se recomienda usar hidroquinona en concentraciones del 2%-4% durante al menos 4-6 semanas antes del peeling para uniformar la producción de melanina y reducir el riesgo de PIH.

- **Ácido Kójico o Ácido Azelaico**:
    - **Protocolo**: Estos agentes pueden ser utilizados como alternativas o en combinación con la hidroquinona para preparar la piel y disminuir el riesgo de hiperpigmentación.

3.2. Evaluación de la Piel

- **Prueba de Parche**:
    - **Importancia**: Siempre realizar una prueba de parche en una pequeña área

antes de aplicar el peeling en toda la cara para evaluar la tolerancia de la piel al tratamiento.

- **Examinación Detallada**:
  - **Protocolo**: Evaluar la piel en busca de cualquier signo de inflamación activa, daño o sensibilidad que podría aumentar el riesgo de efectos adversos.

4. Aplicación y Procedimiento

4.1. Monitoreo Durante el Peeling

- **Tiempo de Exposición**:
  - **Protocolo**: Reducir el tiempo de exposición del peeling químico para minimizar el riesgo de irritación y PIH. Es mejor ser conservador en la primera sesión y ajustar en función de la respuesta.

- **Observación Continua**:
  - **Importancia**: Monitorear de cerca la piel durante el procedimiento. Detener el peeling inmediatamente si se

observa cualquier signo de irritación severa o reacción adversa.

4.2. Neutralización y Cuidado Inmediato

- **Neutralización del Peeling**:
    - **Protocolo**: Si el peeling requiere neutralización, hacerlo con cuidado para evitar un efecto prolongado del ácido en la piel.

- **Aplicación de Cremas Calmantes**:
    - **Productos**: Usar cremas calmantes como **Avene Cicalfate+** o **La Roche-Posay Cicaplast Baume B5** inmediatamente después del peeling para reducir la inflamación y apoyar la recuperación.

5. Cuidados Post-Peeling

5.1. Protección Solar

- **Importancia**: La protección solar es crítica para prevenir la PIH después del peeling. Las pieles más oscuras son especialmente susceptibles a la hiperpigmentación inducida por UV.

- **Protocolo**:

- Usar un protector solar de amplio espectro (SPF 30 o superior) todos los días, incluso en interiores, y reaplicarlo cada 2 horas si se está al aire libre.
- Recomendar el uso de sombreros y ropa protectora.

5.2. Hidratación y Cuidado Continuo

- **Productos Recomendados**:
  - Cremas hidratantes con ingredientes calmantes y reparadores, como ácido hialurónico y ceramidas.
  - Evitar productos irritantes o exfoliantes durante al menos 10-14 días post-peeling.

- **Protocolo**:
  - Mantener la piel bien hidratada y evitar el uso de cualquier producto que pueda irritar la piel o aumentar el riesgo de hiperpigmentación.
  - Reforzar la rutina de cuidados post-peeling para minimizar los riesgos y optimizar la recuperación.

5.3. Monitoreo y Seguimiento

- **Importancia**: El seguimiento estrecho es esencial para detectar cualquier signo temprano de PIH o hipopigmentación y ajustar el tratamiento si es necesario.

- **Protocolo**:
    - Programar citas de seguimiento a las 1-2 semanas post-peeling para evaluar la curación de la piel.
    - Continuar con agentes despigmentantes como parte del régimen de mantenimiento para prevenir la recurrencia de la hiperpigmentación.

6. Alternativas a los Peelings Químicos

6.1. Microdermoabrasión

- **Ventajas**: Es una opción menos invasiva que puede ser utilizada en pieles más oscuras para exfoliar suavemente y mejorar la textura de la piel sin el alto riesgo de PIH asociado con peelings químicos profundos.

6.2. Terapia con Láser de Baja Energía

- **Ventajas**: Los láseres de baja energía, como el Nd

, pueden tratar hiperpigmentación sin el riesgo significativo de PIH, siempre que se utilicen con precaución.

Las pieles más oscuras requieren un enfoque meticuloso y bien informado cuando se trata de peelings químicos. Al seleccionar cuidadosamente los agentes exfoliantes, preparar adecuadamente la piel antes del tratamiento y proporcionar un cuidado postoperatorio riguroso, los profesionales pueden minimizar los riesgos y lograr resultados efectivos.

Peeling Químico en Diferentes Tipos de Piel

Tratamiento de Pieles Sensibles

Las pieles sensibles presentan un desafío especial en la dermatología, ya que tienden a reaccionar con facilidad a los productos y tratamientos. Este tipo de piel puede manifestar enrojecimiento, irritación, picazón y, en algunos casos, exacerbación de afecciones como la rosácea o la dermatitis. A continuación, se detallan las consideraciones y adaptaciones necesarias para realizar peelings químicos en pacientes con piel sensible, asegurando la seguridad y la efectividad del tratamiento.

1. Características de la Piel Sensible

- **Reacción Rápida**: La piel sensible tiende a responder rápidamente a estímulos externos, lo que puede llevar a enrojecimiento, picazón, ardor y, en algunos casos, erupciones.

- **Barreras Cutáneas Comprometidas**: Las pieles sensibles suelen tener una barrera cutánea más débil, lo que aumenta la pérdida de agua transepidérmica y la penetración de irritantes.

- **Condiciones Subyacentes**: Las pieles sensibles a menudo están asociadas con afecciones cutáneas como rosácea, dermatitis atópica o seborreica, y otras enfermedades inflamatorias de la piel.

2. Selección de Peelings Químicos para Pieles Sensibles

2.1. Peelings Suaves y Superficiales

- **Ácido Mandélico (AHA)**:
    - **Ventajas**: Debido a su mayor tamaño molecular, penetra la piel más lentamente que otros AHA, lo que lo

hace menos irritante. Es ideal para exfoliar suavemente sin causar una respuesta inflamatoria significativa.

- o **Indicaciones**: Adecuado para mejorar la textura, luminosidad y tratar la hiperpigmentación leve en pieles sensibles.

- **Ácido Láctico (AHA)**:
    - o **Ventajas**: Es un AHA que, además de exfoliar, tiene propiedades hidratantes, lo que lo hace beneficioso para pieles sensibles y secas.
    - o **Indicaciones**: Útil para tratar pieles que necesitan una exfoliación suave y una mejora en la hidratación.

- **Ácido Salicílico (BHA)**:
    - o **Ventajas**: Aunque se asocia más comúnmente con el tratamiento del acné, el ácido salicílico también tiene propiedades antiinflamatorias que pueden ser beneficiosas para pieles sensibles, especialmente si son propensas al acné.

- **Indicaciones**: Adecuado para pieles sensibles con tendencia al acné o a la oleosidad.

2.2. Evitar Peelings Agresivos

- **Ácido Tricloroacético (TCA) en Alta Concentración:**
    - **Precauciones**: Las concentraciones más altas de TCA pueden ser demasiado agresivas para la piel sensible, aumentando el riesgo de irritación, enrojecimiento persistente y cicatrización.

- **Fenol:**
    - **Precauciones**: Dado su potencial para causar irritación severa y toxicidad sistémica, el fenol generalmente no es adecuado para pieles sensibles.

3. Preparación de la Piel Antes del Peeling

3.1. Uso de Productos Calmantes y Reparadores

- **Hidratantes con Ceramidas y Ácido Hialurónico:**

- **Protocolo**: Antes de realizar un peeling, es recomendable fortalecer la barrera cutánea con hidratantes que contengan ceramidas y ácido hialurónico para mejorar la resistencia de la piel.

- **Suero Calmante**:
  - **Protocolo**: Utilizar sueros calmantes que contengan ingredientes como el aloe vera, la centella asiática o la avena coloidal en la semana previa al peeling para reducir la sensibilidad.

3.2. Pruebas de Parche

- **Importancia**: Las pruebas de parche son esenciales para evaluar la reacción de la piel sensible al agente exfoliante seleccionado. Esto ayuda a minimizar el riesgo de reacciones adversas graves durante el tratamiento completo.

- **Protocolo**: Aplicar una pequeña cantidad del peeling químico en una zona menos visible, como detrás de la oreja o en el antebrazo, y observar la reacción durante 24-48 horas antes de proceder con el tratamiento completo.

4. Procedimiento de Aplicación

4.1. Aplicación Cautelosa

- **Tiempo de Exposición**:
    - **Protocolo**: Reducir el tiempo de exposición durante el primer tratamiento para evaluar la tolerancia de la piel. Es mejor empezar con tiempos más cortos y aumentar gradualmente en futuras sesiones.

- **Capas y Concentración**:
    - **Protocolo**: Aplicar capas finas del peeling y evitar usar concentraciones altas desde el inicio. Si la piel responde bien, se puede considerar aumentar la concentración en sesiones posteriores, pero siempre con precaución.

4.2. Neutralización y Cuidado Inmediato

- **Neutralización del Peeling**:
    - **Protocolo**: Si se utiliza un peeling que requiere neutralización, hacerlo de inmediato para minimizar la exposición y el riesgo de irritación prolongada.

- **Aplicación de Productos Calmantes**:
    - **Productos**: Usar cremas calmantes como **Avene Cicalfate+** o **La Roche-Posay Cicaplast Baume B5** inmediatamente después del peeling para ayudar a calmar la piel y reducir la inflamación.

5. Cuidados Post-Peeling

5.1. Protección Solar

- **Importancia**: La piel sensible es más propensa a dañarse por la radiación UV después de un peeling. La protección solar es crítica para evitar el daño adicional y la hiperpigmentación.

- **Protocolo**:
    - Usar un protector solar de amplio espectro (SPF 30 o superior) todos los días, preferiblemente fórmulas diseñadas para pieles sensibles.
    - Reaplicar el protector solar cada 2 horas si se está al aire libre, y recomendar el uso de sombreros y ropa protectora.

5.2. Hidratación Continua

- **Productos Recomendados**:
    - Hidratantes con ingredientes calmantes como ceramidas, ácido hialurónico, niacinamida, y péptidos. Evitar ingredientes potencialmente irritantes como fragancias, alcoholes y sulfatos.
- **Protocolo**:
    - Aplicar hidratantes suaves y calmantes al menos dos veces al día para mantener la barrera cutánea fuerte y promover la curación.

5.3. Evitar Productos Agresivos

- **Importancia**: El uso de productos como retinoides, ácidos exfoliantes o ingredientes activos fuertes debe evitarse inmediatamente después del peeling para prevenir irritaciones y complicaciones.
- **Protocolo**:
    - Reintroducir estos productos gradualmente, comenzando con aplicaciones espaciadas (una o dos veces por semana) y aumentando

según la tolerancia de la piel, siempre bajo la supervisión de un profesional.

5.4. Seguimiento Regular

- **Importancia**: Dado que la piel sensible puede reaccionar de manera inesperada, es fundamental realizar un seguimiento cercano para detectar y tratar cualquier efecto adverso a tiempo.

- **Protocolo**:
    - Programar una cita de seguimiento 1-2 semanas después del peeling para evaluar la respuesta de la piel y ajustar el plan de tratamiento según sea necesario.

6. Alternativas al Peeling Químico para Pieles Sensibles

6.1. Microdermoabrasión Suave

- **Ventajas**: Ofrece una exfoliación controlada y menos invasiva en comparación con los peelings químicos, lo que puede ser beneficioso para pieles sensibles que no toleran bien los ácidos.

6.2. Enzimas Exfoliantes

- **Ventajas**: Las enzimas como la papaína (de la papaya) y la bromelina (de la piña) proporcionan una exfoliación suave sin el riesgo de irritación asociado con los ácidos.

El tratamiento de pieles sensibles con peelings químicos requiere un enfoque delicado y personalizado. Al seleccionar agentes exfoliantes suaves, ajustar las concentraciones y tiempos de exposición, y proporcionar un cuidado postoperatorio cuidadoso, los profesionales pueden minimizar los riesgos y ayudar a los pacientes a mejorar la salud y apariencia de su piel.

Parte 3: Aplicaciones Clínicas y Cosméticas

Combinación de Peeling Químico con Otros Tratamientos

Microdermoabrasión

La combinación de peeling químico con microdermoabrasión es una estrategia avanzada en dermatología estética para maximizar los resultados en el tratamiento de diversas afecciones cutáneas. Estos procedimientos, cuando se usan juntos, pueden mejorar significativamente la textura, el tono, y la claridad de la piel, aprovechando los beneficios complementarios de cada tratamiento. A continuación, se detalla cómo combinar eficazmente el peeling químico con la microdermoabrasión, las indicaciones clínicas, y las precauciones necesarias para asegurar resultados óptimos y minimizar los riesgos.

1. Beneficios de la Combinación de Microdermoabrasión y Peeling Químico

- **Exfoliación Profunda**:
    - La microdermoabrasión elimina las capas más superficiales de la piel, lo que permite una mejor penetración del peeling químico aplicado posteriormente. Esto resulta en una exfoliación más profunda y uniforme.

- **Mejora de la Textura y el Tono**:
    - La combinación de ambos tratamientos puede mejorar significativamente la textura y el tono de la piel, reduciendo las irregularidades y unificando el color.

- **Estimulación de la Regeneración Celular**:
    - Ambos tratamientos estimulan la renovación celular, lo que ayuda a

rejuvenecer la piel, reducir la apariencia de arrugas finas y tratar hiperpigmentaciones.

- **Versatilidad en el Tratamiento de Afecciones Cutáneas:**
  - Esta combinación es eficaz para tratar una amplia gama de problemas de la piel, incluyendo el envejecimiento cutáneo, cicatrices de acné, daño solar, y pigmentación irregular.

2. Indicaciones Clínicas para la Combinación

2.1. Tratamiento de Cicatrices de Acné

- **Microdermoabrasión**:
  - **Acción**: Alisa las irregularidades superficiales de la piel y reduce la apariencia de cicatrices leves.
  - **Beneficio**: Prepara la piel para la aplicación del peeling químico, asegurando una penetración más profunda y efectiva del agente exfoliante.

- **Peeling Químico**:

- o **Acción**: Exfolia las capas más profundas de la piel, estimulando la regeneración celular y la producción de colágeno para mejorar las cicatrices atróficas.

- o **Peelings Utilizados**: Ácido glicólico, TCA en baja concentración, o peeling de Jessner.

2.2. Tratamiento de Hiperpigmentación

- **Microdermoabrasión**:

    - o **Acción**: Reduce la pigmentación superficial y mejora la textura de la piel, permitiendo que el peeling químico actúe más eficazmente sobre las capas pigmentadas más profundas.

- **Peeling Químico**:

    - o **Acción**: Penetra más profundamente para tratar hiperpigmentación residual y unificar el tono de la piel.

    - o **Peelings Utilizados**: Ácido mandélico, ácido láctico o TCA en baja concentración.

2.3. Tratamiento del Envejecimiento Cutáneo

- **Microdermoabrasión**:
  - **Acción**: Suaviza la piel y elimina las células muertas, mejorando la apariencia de las líneas finas y preparando la piel para la acción del peeling.

- **Peeling Químico**:
  - **Acción**: Estimula la producción de colágeno y elastina, mejorando la elasticidad de la piel y reduciendo las arrugas.
  - **Peelings Utilizados**: Ácido glicólico, peeling de Jessner o TCA en concentración media.

3. Protocolo de Tratamiento Combinado

3.1. Secuencia de Procedimientos

- **Primera Fase: Microdermoabrasión**
  - **Procedimiento**: Realizar la microdermoabrasión para exfoliar la capa córnea y mejorar la penetración del peeling químico.

- ○ **Precauciones**: Asegurarse de no realizar una microdermoabrasión demasiado agresiva para evitar la sobreexfoliación y la sensibilidad excesiva antes del peeling.

- **Segunda Fase: Aplicación del Peeling Químico**

  - ○ **Procedimiento**: Aplicar el peeling químico inmediatamente después de la microdermoabrasión, seleccionando el agente exfoliante adecuado según las necesidades de la piel del paciente.

  - ○ **Tiempo de Exposición**: Ajustar el tiempo de exposición del peeling químico debido a la mayor penetración posible después de la microdermoabrasión.

3.2. Protocolo Post-Tratamiento

- **Cuidado Inmediato**:

  - ○ Aplicar una crema calmante y reparadora inmediatamente después del peeling para reducir la inflamación y promover la curación.

- o Recomendar evitar la exposición al sol y utilizar protector solar de amplio espectro (SPF 30 o superior) durante todo el período de recuperación.

- **Hidratación**:
  - o Mantener la piel hidratada con productos que contengan ingredientes como ácido hialurónico, ceramidas y péptidos para apoyar la barrera cutánea.

- **Evitar Irritantes**:
  - o Aconsejar al paciente que evite productos con retinoides, ácidos fuertes, o cualquier otro agente irritante durante al menos 7-10 días después del tratamiento combinado.

3.3. Frecuencia y Seguimiento

- **Frecuencia del Tratamiento**:
  - o Para resultados óptimos, los tratamientos combinados pueden realizarse cada 4-6 semanas, dependiendo de la condición de la piel y la respuesta al tratamiento.

- **Seguimiento**:
    - Programar citas de seguimiento para monitorear la respuesta de la piel y ajustar el protocolo si es necesario. Evaluar la necesidad de sesiones adicionales o de mantenimiento.

4. Precauciones y Consideraciones Especiales

4.1. Evaluación Previa

- **Evaluación de la Piel**:
    - Realizar una evaluación exhaustiva de la piel del paciente para determinar la adecuación del tratamiento combinado. Considerar factores como el tipo de piel, historial de tratamientos previos, y cualquier condición cutánea subyacente.

4.2. Sensibilidad Cutánea

- **Pieles Sensibles**:
    - Proceder con cautela en pieles sensibles o reactivas. Es posible que sea necesario realizar pruebas de parche antes de proceder con el

tratamiento completo para evaluar la tolerancia.

- **Tiempo de Exposición**:
    - Reducir el tiempo de exposición del peeling químico si la piel muestra signos de sensibilidad durante la microdermoabrasión.

4.3. Contraindicaciones

- **Contraindicaciones Comunes**:
    - Evitar la combinación de microdermoabrasión y peeling químico en pacientes con infecciones activas de la piel, heridas abiertas, quemaduras solares recientes, o enfermedades inflamatorias severas de la piel.

5. Alternativas y Combinaciones Adicionales

5.1. Combinación con Terapia Láser

- **Ventajas**: La combinación de peeling químico y microdermoabrasión con terapia láser de baja energía puede proporcionar resultados mejorados para problemas específicos como cicatrices de acné profundas o hiperpigmentación persistente.

5.2. Combinación con Microneedling

- **Ventajas**: El microneedling puede complementarse con peelings químicos para mejorar la textura de la piel, estimular el colágeno y tratar arrugas finas o cicatrices superficiales.

La combinación de microdermoabrasión con peelings químicos ofrece un enfoque poderoso para tratar diversas afecciones cutáneas al maximizar la eficacia de ambos tratamientos. Sin embargo, es crucial ajustar el protocolo a las necesidades individuales del paciente, monitorear cuidadosamente la respuesta de la piel y seguir un régimen de cuidado postoperatorio riguroso.

Parte 3: Aplicaciones Clínicas y Cosméticas

Combinación de Peeling Químico con Otros Tratamientos

Láser y Luz Pulsada

La combinación de peeling químico con tratamientos de láser y luz pulsada (IPL) es una estrategia avanzada para mejorar la textura de la piel, tratar hiperpigmentación, cicatrices, y otros signos de envejecimiento. Estos procedimientos, cuando se aplican en conjunto, pueden potenciar los resultados de cada uno, proporcionando una solución integral para diversas afecciones cutáneas. A continuación, se exploran las indicaciones, protocolos y precauciones para combinar peelings químicos con láser y luz pulsada de manera segura y efectiva.

1. Beneficios de la Combinación de Peeling Químico con Láser y Luz Pulsada

- **Sinergia Terapéutica:**
    - El láser y la luz pulsada pueden complementar la acción del peeling químico, tratando diferentes capas de la piel y diferentes tipos de daños, como arrugas profundas, manchas solares y cicatrices.

- **Mejora de Resultados:**
    - La combinación de estos tratamientos puede ofrecer mejoras más rápidas y significativas en la textura y tono de la piel en comparación con un solo tratamiento.

- **Versatilidad en Tratamientos:**

- Adecuado para tratar una amplia gama de problemas cutáneos, incluyendo hiperpigmentación, rosácea, cicatrices de acné, y daño solar.

2. Indicaciones Clínicas para la Combinación

2.1. Tratamiento de Hiperpigmentación y Manchas Solares

- **Láser de Luz Pulsada Intensa (IPL)**:
    - **Acción**: IPL es eficaz para tratar manchas solares y pigmentación irregular. Al dirigirse a la melanina, ayuda a desvanecer las manchas oscuras.
    - **Beneficio**: Complementa al peeling químico al actuar en capas más profundas, mejorando la uniformidad del tono de la piel.

- **Peeling Químico**:
    - **Acción**: Exfolia las capas superiores de la piel, ayudando a eliminar las células hiperpigmentadas y mejorando la textura general.

- **Peelings Utilizados**: Ácido glicólico, ácido mandélico o ácido láctico.

2.2. Tratamiento de Cicatrices de Acné y Textura Irregular

- **Láser Fraccionado (CO2 o Erbium YAG):**
  - **Acción**: Penetra profundamente en la piel para estimular la producción de colágeno y mejorar la textura, reduciendo cicatrices de acné y arrugas.
  - **Beneficio**: Prepara la piel para la acción del peeling químico, permitiendo una regeneración más efectiva de la piel.

- **Peeling Químico:**
  - **Acción**: Acelera la exfoliación y la renovación celular, potenciando los efectos del láser en la mejora de cicatrices y la textura de la piel.
  - **Peelings Utilizados**: TCA en baja concentración o peeling de Jessner.

2.3. Tratamiento del Envejecimiento Cutáneo

- **Láser Ablativo (CO2 o Erbium YAG):**

- **Acción**: Resurfa la piel al eliminar las capas más superficiales, estimulando una renovación celular profunda y mejorando la elasticidad de la piel.

- **Beneficio**: Combinado con un peeling químico, ofrece una mejora significativa en la apariencia de arrugas y líneas finas.

- **Peeling Químico**:

  - **Acción**: Completa el tratamiento al suavizar la superficie de la piel y mejorar el tono y la luminosidad.

  - **Peelings Utilizados**: Ácido glicólico o TCA en concentración media.

3. Protocolo de Tratamiento Combinado

3.1. Secuencia de Procedimientos

- **Primera Fase: Tratamiento con Láser o Luz Pulsada**

  - **Procedimiento**: Realizar el tratamiento con láser o IPL para abordar los problemas cutáneos más profundos o específicos, como la pigmentación o cicatrices.

- o **Precauciones**: Ajustar la intensidad del láser o IPL según la sensibilidad de la piel y el tipo de tratamiento combinado planeado.

- **Segunda Fase: Aplicación del Peeling Químico**

    - o **Procedimiento**: Aplicar el peeling químico después del tratamiento con láser o IPL para exfoliar las capas superficiales de la piel y potenciar los efectos rejuvenecedores.

    - o **Tiempo de Exposición**: Considerar la sensibilidad de la piel post-láser y ajustar el tiempo de exposición del peeling para evitar sobreexfoliación.

3.2. Protocolo Post-Tratamiento

- **Cuidado Inmediato**:

    - o Aplicar una crema calmante y reparadora inmediatamente después del peeling para reducir la inflamación y acelerar la recuperación.

    - o Evitar la exposición al sol y utilizar un protector solar de amplio espectro (SPF

30 o superior) durante todo el período de recuperación.

- **Hidratación y Reparación**:
    - Usar hidratantes con ingredientes reparadores como ácido hialurónico, péptidos y ceramidas para mantener la piel hidratada y promover la curación.

- **Evitar Productos Irritantes**:
    - Aconsejar al paciente que evite el uso de productos con retinoides, ácidos exfoliantes, o cualquier otro agente irritante durante al menos 10-14 días después del tratamiento combinado.

3.3. Frecuencia y Seguimiento

- **Frecuencia del Tratamiento**:
    - La combinación de láser o IPL con peelings químicos puede realizarse cada 4-6 semanas, dependiendo de la respuesta de la piel y la severidad de la afección a tratar.

- **Seguimiento**:

- Programar citas de seguimiento para monitorear la respuesta de la piel, evaluar la necesidad de sesiones adicionales y ajustar el protocolo según sea necesario.

4. Precauciones y Consideraciones Especiales

4.1. Evaluación Previa del Paciente

- **Evaluación de la Piel**:
    - Realizar una evaluación exhaustiva de la piel del paciente para determinar la adecuación de la combinación de tratamientos. Considerar factores como tipo de piel, historial de sensibilidad, y condiciones cutáneas subyacentes.

- **Prueba de Parche**:
    - Realizar pruebas de parche con el peeling químico para asegurar que la piel no reaccione negativamente al tratamiento, especialmente después de un procedimiento de láser o IPL.

4.2. Ajustes para Pieles Sensibles y Oscuras

- **Pieles Sensibles**:

- Proceder con precaución en pieles sensibles, utilizando configuraciones de láser más bajas y peelings más suaves para evitar irritación excesiva.

- **Pieles Oscuras (Fototipos IV-VI):**
    - Tener especial cuidado al combinar láser o IPL con peelings químicos en pieles oscuras, debido al mayor riesgo de hiperpigmentación postinflamatoria. Ajustar la intensidad del láser y la concentración del peeling para minimizar el riesgo.

4.3. Contraindicaciones

- **Contraindicaciones Comunes:**
    - Evitar la combinación de láser o IPL con peelings químicos en pacientes con infecciones cutáneas activas, heridas abiertas, quemaduras solares recientes, o condiciones inflamatorias severas.

5. Alternativas y Combinaciones Adicionales

5.1. Terapia con Láser No Ablativo

- **Ventajas:** Los láseres no ablativos, como el Nd

, pueden combinarse con peelings químicos para mejorar el tono y la textura de la piel con menor riesgo de efectos secundarios.

5.2. Combinación con Terapias Lumínicas

- **Ventajas**: La terapia lumínica de baja intensidad (LLLT) puede complementar los efectos del peeling químico, promoviendo la curación y reduciendo la inflamación post-tratamiento.

La combinación de peeling químico con tratamientos de láser y luz pulsada puede proporcionar resultados superiores al abordar múltiples aspectos del envejecimiento cutáneo, pigmentación y cicatrices. Sin embargo, es esencial ajustar el protocolo de tratamiento según las necesidades individuales del paciente, realizar un monitoreo cuidadoso y seguir un régimen de cuidado postoperatorio riguroso para maximizar los beneficios y minimizar los riesgos.

Parte 3: Aplicaciones Clínicas y Cosméticas

Combinación de Peeling Químico con Otros Tratamientos

Terapia con Retinoides

La terapia con retinoides es una de las estrategias más efectivas en dermatología para tratar diversas afecciones cutáneas, como el acné, el fotoenvejecimiento, la hiperpigmentación y las cicatrices. Los retinoides, derivados de la vitamina A, se utilizan comúnmente en combinación con peelings químicos para potenciar los efectos de ambos tratamientos. Esta combinación puede mejorar significativamente la textura de la piel, acelerar la renovación celular y maximizar los resultados rejuvenecedores. A continuación, se exploran las indicaciones, protocolos y precauciones para combinar peelings químicos con terapia con retinoides.

1. Beneficios de la Combinación de Peelings Químicos con Retinoides

- **Aceleración de la Renovación Celular:**
    - Los retinoides promueven la renovación celular y la exfoliación de la piel, lo que prepara la piel para una acción más efectiva del peeling químico.
- **Mejora de la Penetración:**

- El uso de retinoides antes de un peeling químico puede mejorar la penetración del agente exfoliante, aumentando la eficacia del tratamiento.

- **Sinergia en la Reducción de Arrugas y Hiperpigmentación**:
    - La combinación de estos tratamientos es particularmente eficaz para tratar arrugas finas, manchas solares, y otras formas de hiperpigmentación, logrando una piel más uniforme y rejuvenecida.

2. Indicaciones Clínicas para la Combinación

2.1. Tratamiento del Fotoenvejecimiento

- **Retinoides**:
    - **Acción**: Estimulan la producción de colágeno y aceleran la renovación celular, mejorando la elasticidad de la piel y reduciendo las arrugas finas y manchas solares.
    - **Beneficio**: Preparan la piel para el peeling químico, permitiendo una exfoliación más efectiva.

- **Peeling Químico**:
    - **Acción**: Exfolia las capas superficiales de la piel, mejorando la textura y promoviendo una regeneración más rápida de la piel.
    - **Peelings Utilizados**: Ácido glicólico, TCA en baja concentración, o peeling de Jessner.

2.2. Tratamiento del Acné y Cicatrices de Acné

- **Retinoides**:
    - **Acción**: Desobstruyen los poros, reducen la producción de sebo y promueven la exfoliación, ayudando a prevenir y tratar el acné.
    - **Beneficio**: Ayudan a mejorar la textura de la piel y la apariencia de cicatrices cuando se combinan con peelings químicos.

- **Peeling Químico**:
    - **Acción**: Reduce la hiperpigmentación postinflamatoria y mejora la textura de la piel afectada por el acné.

- **Peelings Utilizados**: Ácido salicílico, ácido mandélico, o TCA en baja concentración.

2.3. Tratamiento de Hiperpigmentación

- **Retinoides**:
  - **Acción**: Ayudan a dispersar la melanina y a acelerar la renovación celular, lo que puede reducir la aparición de manchas oscuras.
  - **Beneficio**: Potencian el efecto despigmentante de los peelings químicos.

- **Peeling Químico**:
  - **Acción**: Elimina las capas superficiales de la piel que contienen exceso de melanina, mejorando el tono de la piel.
  - **Peelings Utilizados**: Ácido glicólico, ácido láctico o TCA en baja concentración.

3. Protocolo de Tratamiento Combinado

3.1. Secuencia de Procedimientos

- **Primera Fase: Pretratamiento con Retinoides**

- o **Procedimiento**: Iniciar la aplicación de retinoides tópicos 2-4 semanas antes del peeling químico. Esto prepara la piel al aumentar la renovación celular y disminuir la cohesión de las células en la capa córnea.

- o **Precauciones**: Comenzar con aplicaciones de retinoides en noches alternas para evaluar la tolerancia de la piel y evitar irritación.

- **Segunda Fase: Aplicación del Peeling Químico**

    - o **Procedimiento**: Aplicar el peeling químico después de que la piel se haya acostumbrado a los retinoides, seleccionando el agente exfoliante adecuado según las necesidades del paciente.

    - o **Tiempo de Exposición**: Ajustar el tiempo de exposición del peeling químico si la piel muestra signos de sensibilidad aumentada debido al uso de retinoides.

3.2. Protocolo Post-Tratamiento

- **Cuidado Inmediato**:

- - Suspender temporalmente el uso de retinoides inmediatamente después del peeling para permitir que la piel se recupere.

  - Aplicar cremas calmantes y reparadoras, como **Avene Cicalfate+** o **La Roche-Posay Cicaplast Baume B5**, para reducir la inflamación.

- **Reintroducción de Retinoides**:

  - Comenzar a reintroducir los retinoides de manera gradual, generalmente 5-7 días después del peeling, dependiendo de la respuesta de la piel.

- **Protección Solar**:

  - La protección solar es crítica, ya que tanto los retinoides como los peelings químicos aumentan la sensibilidad de la piel a la radiación UV.

  - Usar protector solar de amplio espectro (SPF 30 o superior) diariamente y evitar la exposición directa al sol.

3.3. Frecuencia y Seguimiento

- **Frecuencia del Tratamiento**:
    - La combinación de retinoides y peeling químico puede realizarse cada 4-6 semanas, dependiendo de la respuesta de la piel y los objetivos del tratamiento.

- **Seguimiento**:
    - Programar citas de seguimiento para monitorear la respuesta de la piel, ajustar el protocolo si es necesario, y evaluar la necesidad de sesiones adicionales.

4. Precauciones y Consideraciones Especiales

4.1. Evaluación Previa del Paciente

- **Evaluación de la Piel**:
    - Evaluar el tipo de piel del paciente y cualquier condición cutánea subyacente antes de iniciar la combinación de tratamientos. Las pieles sensibles o reactivas requieren un enfoque más cuidadoso.

- **Prueba de Parche**:

- Realizar pruebas de parche con los retinoides y el peeling químico para asegurarse de que la piel no reaccione negativamente al tratamiento combinado.

4.2. Ajustes para Pieles Sensibles

- **Pieles Sensibles**:
  - Utilizar retinoides de baja concentración y peelings suaves como ácido mandélico o ácido láctico. Es posible que se requiera aumentar los intervalos entre aplicaciones y peelings para minimizar la irritación.

4.3. Contraindicaciones

- **Contraindicaciones Comunes**:
  - Evitar la combinación en pacientes con infecciones activas de la piel, rosácea severa, dermatitis activa, o quienes estén usando otros tratamientos que puedan sensibilizar la piel, como isotretinoína oral.

5. Alternativas y Combinaciones Adicionales

5.1. Combinación con Terapias Despigmentantes

- **Ventajas**: La combinación de retinoides y peelings químicos con agentes despigmentantes como la hidroquinona o el ácido kójico puede proporcionar resultados superiores en el tratamiento de hiperpigmentación persistente.

5.2. Combinación con Microneedling

- **Ventajas**: El microneedling puede complementar la acción de los retinoides y peelings químicos al mejorar la penetración de los productos y estimular la producción de colágeno.

La combinación de peelings químicos con terapia con retinoides ofrece un enfoque altamente efectivo para tratar una variedad de afecciones cutáneas, incluyendo el envejecimiento, el acné y la hiperpigmentación. Sin embargo, es crucial adaptar el protocolo a las necesidades individuales del paciente, realizar un monitoreo cuidadoso y seguir un régimen de cuidado postoperatorio riguroso para maximizar los beneficios y minimizar los riesgos.

Parte 4: Aspectos Prácticos y Éticos

Protocolos de Seguridad en Peelings Químicos

La seguridad es un aspecto fundamental en la aplicación de peelings químicos, ya que estos tratamientos, aunque efectivos, conllevan riesgos si no se manejan adecuadamente. Establecer protocolos de seguridad rigurosos es esencial para minimizar complicaciones y asegurar resultados óptimos para los pacientes. A continuación, se detallan los protocolos de seguridad que deben seguirse en la práctica clínica al realizar peelings químicos, desde la evaluación previa hasta el seguimiento post-tratamiento.

1. Evaluación Previa al Tratamiento

1.1. Historia Clínica Completa

- **Revisión de la Salud General**:
    - Obtener una historia clínica completa que incluya enfermedades crónicas, alergias, historial de cicatrización anormal, y cualquier condición que pueda afectar la respuesta al peeling químico.

- **Historial de Tratamientos Estéticos**:
    - Investigar cualquier tratamiento estético previo, como peelings, láseres,

microdermoabrasión o uso de retinoides, que pueda influir en la respuesta de la piel al peeling.

- **Uso de Medicamentos**:
  - Evaluar el uso de medicamentos, especialmente aquellos que pueden afectar la cicatrización o la sensibilidad de la piel, como isotretinoína, anticoagulantes, o corticosteroides.

1.2. Evaluación de la Piel

- **Tipo y Fototipo de Piel**:
  - Determinar el tipo de piel (seca, grasa, mixta, sensible) y el fototipo utilizando la escala de Fitzpatrick para ajustar el tipo de peeling y la concentración del agente exfoliante.

- **Condiciones Cutáneas Subyacentes**:
  - Evaluar la presencia de condiciones como acné activo, rosácea, dermatitis o hiperpigmentación, que pueden requerir modificaciones en el tratamiento.

1.3. Pruebas de Parche

- **Importancia de la Prueba de Parche**:
  - Realizar pruebas de parche es crucial para identificar posibles reacciones adversas a los agentes exfoliantes antes de aplicar el peeling en áreas más grandes.

- **Protocolo**:
  - Aplicar una pequeña cantidad del agente exfoliante en una zona discreta, como detrás de la oreja o en el antebrazo, y observar la reacción durante 24-48 horas.

2. Selección y Preparación del Paciente

2.1. Selección del Tipo de Peeling

- **Ajuste Según la Evaluación Previa**:
  - Seleccionar el tipo y la concentración del peeling químico en función de la evaluación previa del paciente, considerando el tipo de piel, la sensibilidad y los objetivos del tratamiento.

- **Consideración de Riesgos**:

- Evaluar el balance entre los beneficios y riesgos del peeling, especialmente en pacientes con piel sensible o de alto riesgo (fototipos IV-VI).

2.2. Preparación Previa de la Piel

- **Uso de Productos Preparativos**:
  - En muchos casos, es recomendable preparar la piel con productos como retinoides, hidroquinona o ácidos suaves durante 2-4 semanas antes del peeling para uniformar la respuesta de la piel y reducir el riesgo de complicaciones.

- **Instrucciones al Paciente**:
  - Instruir al paciente sobre el uso adecuado de los productos preparativos y sobre las precauciones a seguir antes del tratamiento, como evitar la exposición al sol y suspender el uso de otros productos exfoliantes o irritantes.

3. Procedimiento del Peeling

3.1. Protocolo de Aplicación

- **Preparación del Área de Tratamiento**:
    - Asegurar que el área de tratamiento esté limpia y desinfectada. Proteger áreas sensibles como los ojos, labios y comisuras nasales con vaselina o una crema barrera.

- **Aplicación Controlada**:
    - Aplicar el peeling químico de manera uniforme utilizando brochas, hisopos o aplicadores adecuados, comenzando por las áreas menos sensibles y progresando hacia las más sensibles.

- **Monitoreo del Paciente**:
    - Observar continuamente la piel en busca de signos de reacciones adversas, como enrojecimiento excesivo, quemaduras o hinchazón, y estar preparado para neutralizar el peeling si es necesario.

3.2. Neutralización y Limpieza

- **Neutralización del Agente**:
    - Si el agente exfoliante requiere neutralización, aplicar la solución

neutralizante de manera uniforme para detener la acción del ácido.

- **Limpieza y Cuidado Inmediato**:
    - Limpiar la piel con agua fría o solución salina estéril para eliminar cualquier residuo del agente exfoliante. Aplicar una crema calmante para reducir la inflamación.

4. Cuidados Post-Tratamiento

4.1. Instrucciones Post-Peeling

- **Protección Solar Rigurosa**:
    - Instruir al paciente sobre la necesidad de usar protector solar de amplio espectro (SPF 30 o superior) todos los días y evitar la exposición directa al sol durante al menos 4 semanas.

- **Uso de Productos Calmantes e Hidratantes**:
    - Recomendar el uso de cremas calmantes y humectantes suaves para mantener la piel hidratada y apoyar la recuperación. Evitar productos irritantes o exfoliantes durante el período de curación.

4.2. Seguimiento Médico

- **Citas de Seguimiento:**
    - Programar una cita de seguimiento 1-2 semanas después del peeling para evaluar la curación de la piel y abordar cualquier complicación o inquietud del paciente.

- **Monitoreo de Complicaciones:**
    - Estar atento a signos de hiperpigmentación postinflamatoria, cicatrización anormal o infecciones. Intervenir tempranamente con tratamientos adecuados si se observan estas complicaciones.

5. Manejo de Complicaciones

5.1. Identificación Temprana de Complicaciones

- **Hiperpigmentación Postinflamatoria (PIH):**
    - **Manejo:** Iniciar el tratamiento con agentes despigmentantes como hidroquinona o ácido kójico si se observa PIH en las primeras etapas post-peeling.

- **Infecciones Cutáneas:**
    - o **Manejo**: Tratar infecciones bacterianas con antibióticos tópicos o sistémicos según sea necesario. En caso de infecciones virales, considerar el uso de antivirales tópicos o sistémicos.

- **Cicatrización Anormal:**
    - o **Manejo**: Aplicar corticoides tópicos para tratar cicatrices hipertróficas o queloides y, si es necesario, derivar al paciente a un especialista.

5.2. Educación del Paciente sobre Complicaciones

- **Señales de Alerta:**
    - o Educar al paciente sobre los signos de complicaciones, como enrojecimiento persistente, dolor intenso, ampollas o supuración, y la importancia de buscar atención médica inmediata si estos síntomas ocurren.

- **Seguimiento a Largo Plazo:**
    - o Proporcionar pautas para el cuidado continuo de la piel después del tratamiento y programar citas de

seguimiento adicionales si es necesario.

6. Consideraciones Éticas

6.1. Consentimiento Informado

- **Proceso de Consentimiento**:
    - Asegurar que el paciente esté completamente informado sobre los beneficios, riesgos, y alternativas al peeling químico. El consentimiento informado debe ser obtenido por escrito antes de proceder con el tratamiento.

- **Comunicación Clara**:
    - Proporcionar al paciente una explicación detallada de lo que puede esperar durante y después del tratamiento, incluyendo posibles efectos secundarios y el tiempo de recuperación.

6.2. Estándares Profesionales

- **Formación y Certificación**:

- Asegurar que los profesionales que realizan peelings químicos estén adecuadamente formados y certificados para realizar estos procedimientos, siguiendo las mejores prácticas y los estándares de seguridad.

- **Transparencia y Honestidad**:
    - Mantener una comunicación honesta con el paciente sobre los resultados esperados y las limitaciones del tratamiento, evitando promesas poco realistas.

7. Documentación y Registro

7.1. Registro Detallado del Tratamiento

- **Documentación Completa**:
    - Registrar todos los detalles del tratamiento, incluyendo el tipo de peeling, la concentración utilizada, el tiempo de exposición, cualquier reacción adversa observada, y las instrucciones post-tratamiento dadas al paciente.

- **Historial Fotográfico**:

- Tomar fotografías antes y después del tratamiento para documentar los resultados y servir como referencia en citas de seguimiento.

7.2. Gestión de Incidentes

- **Registro de Complicaciones**:
  - Documentar cualquier complicación que ocurra durante o después del tratamiento, así como las intervenciones realizadas para manejarlas.

- **Revisión de Protocolos**:
  - Revisar y actualizar los protocolos de seguridad regularmente en base a la experiencia clínica y las mejores prácticas emergentes en dermatología.

Los protocolos de seguridad en peelings químicos son esenciales para minimizar riesgos y asegurar resultados óptimos para los pacientes. Siguiendo una evaluación cuidadosa, un proceso de tratamiento controlado y un seguimiento riguroso, los profesionales pueden proporcionar tratamientos efectivos y seguros, respetando los más altos estándares éticos y profesionales.

Parte 4: Aspectos Prácticos y Éticos

Normas de Seguridad en la Clínica

El establecimiento de normas de seguridad dentro de la clínica es fundamental para garantizar un entorno seguro tanto para los pacientes como para el personal. Estas normas incluyen la preparación del espacio físico, el manejo adecuado de los productos químicos, la formación continua del personal y la implementación de procedimientos de emergencia. A continuación, se detallan las normas de seguridad esenciales que deben seguirse en una clínica donde se realizan peelings químicos.

1. Preparación y Mantenimiento del Entorno Clínico

1.1. Higiene y Esterilización

- **Limpieza del Área de Tratamiento**:
    - Asegurar que las salas de tratamiento estén limpias y desinfectadas antes y después de cada paciente. Todos los equipos y superficies de trabajo deben ser desinfectados con productos aprobados por las autoridades sanitarias.

- **Esterilización de Instrumental**:
    - Utilizar equipos esterilizados para cada procedimiento, incluyendo brochas, aplicadores, hisopos y cualquier otro instrumento utilizado durante el peeling. Los instrumentos desechables deben ser descartados adecuadamente después de un solo uso.

- **Lavado de Manos y Uso de Guantes**:
    - El personal debe lavarse las manos antes y después de cada procedimiento, y utilizar guantes estériles durante la aplicación del peeling químico.

1.2. Manejo Adecuado de Productos Químicos

- **Almacenamiento Seguro de Químicos**:
    - Almacenar los productos químicos en un lugar fresco, seco y bien ventilado, fuera del alcance de personas no autorizadas. Todos los productos deben estar claramente etiquetados con sus nombres, concentraciones y fechas de vencimiento.

- **Manipulación Segura**:
  - Utilizar equipos de protección personal (EPP), como guantes, gafas de seguridad y mascarillas, al manipular productos químicos para evitar el contacto accidental con la piel o los ojos.

- **Disposición de Residuos Químicos**:
  - Seguir los protocolos adecuados para la eliminación de residuos químicos, asegurándose de que sean descartados de manera segura y conforme a las regulaciones locales sobre desechos peligrosos.

2. Capacitación y Formación del Personal

2.1. Formación Inicial y Continua

- **Capacitación en Peelings Químicos**:
  - Asegurar que todo el personal involucrado en la realización de peelings químicos esté debidamente formado y certificado. La formación debe incluir conocimientos sobre los diferentes tipos de peelings, técnicas

de aplicación, y manejo de complicaciones.

- **Actualización Continua**:
    - o Proveer programas de formación continua para mantener al personal actualizado sobre las mejores prácticas, nuevos productos y cambios en las normativas de seguridad.

2.2. Entrenamiento en Emergencias

- **Protocolos de Emergencia**:
    - o Formar al personal en la identificación y manejo de emergencias relacionadas con reacciones adversas a los peelings químicos, incluyendo quemaduras químicas, reacciones alérgicas severas o inhalación accidental de vapores.

- **Acceso a Equipos de Emergencia**:
    - o Asegurar que el equipo de emergencia, como botiquines de primeros auxilios, neutralizadores de ácidos y antihistamínicos, esté fácilmente accesible en todas las salas de tratamiento.

3. Protocolo de Recepción y Evaluación de Pacientes

3.1. Protocolo de Recepción

- **Proceso de Admisión**:
  - Establecer un protocolo de recepción donde se recopile toda la información relevante del paciente, incluyendo su historia clínica, alergias conocidas, y tratamientos anteriores.

- **Consentimiento Informado**:
  - Obtener y documentar el consentimiento informado por escrito antes de proceder con cualquier tratamiento, asegurándose de que el paciente comprenda los riesgos y beneficios del peeling químico.

3.2. Evaluación Previa del Paciente

- **Historial Clínico Completo**:
  - Realizar una evaluación exhaustiva de la salud del paciente, incluyendo condiciones médicas preexistentes que puedan afectar la seguridad del tratamiento.

- **Pruebas de Parche**:
  - Implementar pruebas de parche en todos los pacientes nuevos o aquellos que estén recibiendo un tipo de peeling por primera vez, para detectar posibles reacciones alérgicas o sensibilidades.

4. Procedimientos Durante el Tratamiento

4.1. Monitoreo del Paciente

- **Observación Continua**:
  - Monitorear al paciente en todo momento durante el tratamiento, observando cualquier signo de incomodidad o reacción adversa. Estar preparado para neutralizar el peeling y proporcionar asistencia inmediata si es necesario.

- **Comunicación con el Paciente**:
  - Mantener una comunicación constante con el paciente durante el procedimiento, asegurándose de que esté cómodo y entienda cada paso del tratamiento.

4.2. Manejo de Emergencias

- **Protocolo de Respuesta Rápida**:
    - Establecer un protocolo claro para responder a emergencias durante el tratamiento, incluyendo la neutralización inmediata del ácido, la aplicación de compresas frías y la administración de medicamentos si es necesario.

- **Derivación Médica**:
    - Tener un plan para derivar al paciente a una atención médica superior si se presentan complicaciones graves que no puedan ser manejadas en la clínica.

5. Seguimiento y Cuidado Posterior

5.1. Instrucciones Post-Tratamiento

- **Guía de Cuidado en Casa**:
    - Proporcionar al paciente una guía detallada sobre el cuidado de la piel post-peeling, incluyendo el uso de productos específicos, la importancia de la protección solar, y los signos de

complicaciones que deben ser reportados inmediatamente.

- **Productos Recomendados**:
    - Sugerir productos calmantes y reparadores para el cuidado post-tratamiento, asegurándose de que sean adecuados para el tipo de piel del paciente y el tipo de peeling realizado.

5.2. Citas de Seguimiento

- **Evaluación Continua**:
    - Programar citas de seguimiento para evaluar la evolución de la piel, responder a cualquier preocupación del paciente, y ajustar el régimen de cuidado si es necesario.

- **Documentación de Resultados**:
    - Mantener un registro detallado de los resultados del tratamiento y cualquier complicación que haya surgido, utilizando estos datos para mejorar los protocolos de seguridad en la clínica.

6. Gestión de Riesgos y Mejora Continua

6.1. Evaluación de Riesgos

- **Identificación de Puntos Críticos**:
    - Regularmente evaluar y actualizar las prácticas de seguridad para identificar y mitigar riesgos potenciales en el entorno clínico.

- **Revisión de Incidentes**:
    - Analizar cualquier incidente o complicación que ocurra en la clínica para identificar causas subyacentes y ajustar los protocolos de seguridad en consecuencia.

6.2. Mejora Continua

- **Actualización de Protocolos**:
    - Revisar y actualizar regularmente los protocolos de seguridad en base a la experiencia clínica, las nuevas investigaciones y las regulaciones de salud actuales.

- **Retroalimentación del Personal**:
    - Fomentar una cultura de seguridad en la que el personal se sienta

empoderado para proporcionar retroalimentación y sugerencias sobre cómo mejorar las prácticas de seguridad en la clínica.

Las normas de seguridad en la clínica son esenciales para garantizar un entorno seguro y efectivo para los pacientes y el personal. Al implementar protocolos rigurosos que aborden cada aspecto del proceso, desde la preparación del entorno hasta el seguimiento post-tratamiento, se puede minimizar el riesgo de complicaciones y maximizar los resultados del tratamiento.

Manejo de Emergencias Cutáneas en Peelings Químicos

El manejo adecuado de emergencias cutáneas es crucial para asegurar la seguridad del paciente durante y después de un peeling químico. Las reacciones adversas pueden variar desde irritación leve hasta complicaciones más graves, como quemaduras químicas, reacciones alérgicas o infecciones. A continuación, se detallan los pasos esenciales para la identificación, manejo y prevención de emergencias cutáneas en la práctica clínica.

1. Identificación de Emergencias Cutáneas

1.1. Irritación y Enrojecimiento Excesivo

- **Síntomas:**
    - Enrojecimiento que se extiende más allá del área tratada, ardor intenso, sensación de calor, y picazón severa durante o inmediatamente después del tratamiento.

- **Causas:**
    - Reacción a la concentración del agente exfoliante, aplicación excesiva, o sensibilidad no detectada del paciente.

1.2. Quemaduras Químicas

- **Síntomas:**
    - Aparición de ampollas, piel blanqueada o decolorada, dolor intenso, y pérdida de sensibilidad en el área tratada.

- **Causas:**
    - Exposición prolongada al agente químico, concentración inadecuada para el tipo de piel, o aplicación incorrecta.

1.3. Reacciones Alérgicas

- **Síntomas**:
  - Hinchazón rápida, erupciones cutáneas, picazón generalizada, dificultad para respirar, y, en casos graves, anafilaxia.
- **Causas**:
  - Reacción alérgica a un ingrediente del peeling o a productos aplicados antes o después del tratamiento.

1.4. Infecciones Cutáneas

- **Síntomas**:
  - Enrojecimiento creciente, calor en la zona tratada, supuración, y fiebre en casos avanzados.
- **Causas**:
  - Infección bacteriana, viral o fúngica debido a la ruptura de la barrera cutánea o a la falta de esterilidad en el proceso.

1.5. Hiperpigmentación Postinflamatoria (PIH)

- **Síntomas**:

- Desarrollo de manchas oscuras en la piel tratada, generalmente después de la curación inicial.

- **Causas:**
  - Inflamación excesiva durante o después del tratamiento, especialmente en pieles de fototipos altos (IV-VI).

2. Manejo Inmediato de Emergencias Cutáneas

2.1. Manejo de Irritación y Enrojecimiento Excesivo

- **Acción Inmediata:**
  - Neutralizar inmediatamente el agente exfoliante si no se ha hecho ya. Aplicar compresas frías para reducir la inflamación y el ardor.

- **Tratamiento Posterior:**
  - Aplicar una crema calmante, como **Avene Cicalfate+** o **La Roche-Posay Cicaplast Baume B5**. En casos de irritación persistente, considerar el uso de corticoides tópicos suaves como la hidrocortisona al 1%.

2.2. Manejo de Quemaduras Químicas

- **Acción Inmediata**:
    - Neutralizar el peeling químico de inmediato y lavar el área afectada con abundante agua fría durante al menos 10-15 minutos. No aplicar presión ni frotar el área afectada.

- **Tratamiento Posterior**:
    - Aplicar un ungüento antibiótico para prevenir infecciones, y cubrir el área con una gasa estéril. Derivar al paciente a un dermatólogo o a una sala de emergencias si la quemadura es extensa o profunda.

2.3. Manejo de Reacciones Alérgicas

- **Acción Inmediata**:
    - Si la reacción es leve (erupciones cutáneas, picazón localizada), administrar un antihistamínico oral. Si se observan signos de anafilaxia (dificultad para respirar, hinchazón severa), administrar epinefrina

inmediatamente y llamar a los servicios de emergencia.

- **Tratamiento Posterior:**
    - o Asegurar el seguimiento médico inmediato. Los pacientes con reacciones alérgicas leves deben ser monitoreados para detectar cualquier agravamiento de los síntomas.

2.4. Manejo de Infecciones Cutáneas

- **Acción Inmediata:**
    - o Identificar el tipo de infección (bacteriana, viral o fúngica) y comenzar el tratamiento adecuado. Para infecciones bacterianas, se recomienda el uso de antibióticos tópicos como mupirocina; para infecciones virales, antivirales tópicos como aciclovir; y para infecciones fúngicas, antimicóticos tópicos.

- **Tratamiento Posterior:**
    - o Derivar al paciente a un dermatólogo para tratamiento adicional si la infección no mejora con el tratamiento

inicial o si se sospecha una infección sistémica.

2.5. Manejo de Hiperpigmentación Postinflamatoria (PIH)

- **Acción Inmediata:**
    - Iniciar el tratamiento con agentes despigmentantes como hidroquinona al 2%-4%, ácido kójico o ácido azelaico tan pronto como se observe PIH.

- **Tratamiento Posterior:**
    - Recomendar la protección solar rigurosa y el uso continuo de agentes despigmentantes hasta que la hiperpigmentación mejore. La terapia con láser o luz pulsada puede considerarse en casos resistentes.

3. Prevención de Emergencias Cutáneas

3.1. Evaluación Previa Rigurosa

- **Historia Clínica Completa:**
    - Realizar una evaluación exhaustiva del historial médico del paciente para identificar factores de riesgo, alergias y

sensibilidades que puedan predisponer a reacciones adversas.

- **Pruebas de Parche**:
  - Implementar pruebas de parche en todos los pacientes, especialmente aquellos con antecedentes de sensibilidad cutánea o alergias.

3.2. Educación del Paciente

- **Instrucciones Claras Pre y Post Tratamiento**:
  - Informar al paciente sobre cómo prepararse para el peeling (evitar la exposición al sol, suspender ciertos medicamentos o productos) y proporcionar instrucciones detalladas de cuidado post-tratamiento.

- **Identificación de Signos de Alerta**:
  - Educar al paciente sobre los signos de complicaciones que deben ser reportados de inmediato, como enrojecimiento persistente, dolor intenso, o cualquier cambio inesperado en la piel.

3.3. Protocolos de Aplicación Segura

- **Selección Apropiada de Productos**:
    - o Usar solo productos de alta calidad y seguir las instrucciones del fabricante para la concentración y el tiempo de aplicación.

- **Monitoreo Constante Durante el Tratamiento**:
    - o Observar continuamente la respuesta de la piel durante el peeling, y estar preparado para neutralizar el agente químico si se observan signos de reacción adversa.

4. Formación y Preparación del Personal

4.1. Capacitación en Manejo de Emergencias

- **Entrenamiento en Primeros Auxilios**:
    - o Asegurar que todo el personal esté capacitado en primeros auxilios y manejo de emergencias cutáneas, incluyendo el uso de epinefrina y la administración de antihistamínicos.

- **Simulacros de Emergencia**:
    - o Realizar simulacros regulares de emergencias para que el personal esté

familiarizado con los protocolos y pueda responder de manera rápida y efectiva.

4.2. Disponibilidad de Equipos de Emergencia

- **Equipos de Emergencia Accesibles**:
    - Mantener kits de emergencia bien equipados en cada sala de tratamiento, que incluyan neutralizadores de ácidos, antihistamínicos, epinefrina, ungüentos antibióticos, y apósitos estériles.

- **Revisión Regular de Equipos**:
    - Inspeccionar regularmente los equipos y medicamentos de emergencia para asegurarse de que estén en buen estado y dentro de su fecha de vencimiento.

5. Seguimiento y Documentación

5.1. Documentación Detallada de Incidentes

- **Registro de Reacciones Adversas**:
    - Documentar cualquier incidente o reacción adversa de manera detallada, incluyendo la descripción de los

síntomas, el tratamiento administrado, y el resultado.

- **Revisión de Protocolos:**
    - o Utilizar la información recopilada para revisar y mejorar los protocolos de seguridad en la clínica, minimizando el riesgo de recurrencia de emergencias similares.

5.2. Citas de Seguimiento

- **Monitoreo Continuo:**
    - o Programar citas de seguimiento para monitorear la recuperación del paciente y ajustar el tratamiento según sea necesario.

- **Evaluación de Resultados:**
    - o Evaluar el resultado del tratamiento y la resolución de cualquier complicación, utilizando estos datos para optimizar futuros protocolos de tratamiento.

El manejo adecuado de emergencias cutáneas en peelings químicos es esencial para asegurar la seguridad y el bienestar del paciente. Siguiendo protocolos rigurosos de identificación, manejo y prevención de complicaciones, los profesionales pueden minimizar los riesgos y ofrecer un tratamiento seguro y efectivo.

Esterilización y Manejo de Instrumentos en Peelings Químicos

La esterilización y el manejo adecuado de los instrumentos son fundamentales en cualquier práctica clínica para prevenir infecciones y asegurar un entorno seguro para los pacientes. En el contexto de los peelings químicos, donde la integridad de la piel se ve comprometida, mantener altos estándares de esterilización es esencial. A continuación, se describen los protocolos y procedimientos para la esterilización y el manejo adecuado de los instrumentos utilizados en peelings químicos.

1. **Importancia de la Esterilización en Peelings Químicos**

- **Prevención de Infecciones:**

- La piel es el principal órgano de defensa contra infecciones. Durante un peeling químico, la barrera cutánea se ve temporalmente debilitada, lo que aumenta el riesgo de infecciones bacterianas, virales o fúngicas si los instrumentos no están adecuadamente esterilizados.

- **Seguridad del Paciente**:
    - Garantizar que todos los instrumentos utilizados estén completamente esterilizados protege al paciente de posibles complicaciones que puedan surgir debido a la contaminación cruzada o la exposición a patógenos.

- **Cumplimiento Normativo**:
    - Seguir estrictamente las normas de esterilización es crucial para cumplir con las regulaciones de salud pública y las normas éticas de la práctica médica.

2. Tipos de Instrumentos Utilizados en Peelings Químicos

- **Instrumentos No Descartables**:

- Brochas de aplicación, espátulas, hisopos reutilizables, y aplicadores metálicos.

- **Instrumentos Descartables**:
  - Hisopos de algodón, aplicadores de madera, guantes de látex o nitrilo, y gasas.

- **Equipos Auxiliares**:
  - Recipientes para mezclas de soluciones, bandejas de instrumentos, y otros dispositivos que pueden entrar en contacto con productos químicos o la piel del paciente.

3. Procedimientos de Esterilización

3.1. Limpieza Previa a la Esterilización

- **Descontaminación Inicial**:
  - Después de cada uso, los instrumentos deben ser sumergidos inmediatamente en una solución desinfectante para eliminar restos de productos químicos, células cutáneas y otros residuos.

- **Limpieza Mecánica**:

- Los instrumentos deben ser limpiados manualmente con un detergente enzimático o una solución limpiadora médica y agua tibia para eliminar cualquier residuo visible. Utilizar cepillos de cerdas suaves para alcanzar áreas difíciles.

- **Enjuague y Secado**:
  - Después de la limpieza, enjuagar los instrumentos bajo agua corriente estéril para eliminar cualquier rastro de detergente. Secar completamente con toallas de papel estériles o aire comprimido para prevenir la oxidación y preparar los instrumentos para la esterilización.

3.2. Métodos de Esterilización

- **Autoclave (Esterilización por Vapor)**:
  - **Proceso**: Los instrumentos deben colocarse en paquetes de esterilización o bandejas perforadas, y luego ser sometidos a un ciclo de autoclave que utiliza vapor a alta presión y temperaturas de entre 121-134°C.

- o **Indicaciones**: Este método es eficaz para la esterilización de instrumentos metálicos y resistentes al calor.

- **Esterilización Química (Desinfección de Alto Nivel)**:
    - o **Proceso**: Los instrumentos deben ser sumergidos en una solución de glutaraldehído, peróxido de hidrógeno, o ácido peracético por un período de tiempo especificado (generalmente de 20 a 30 minutos).
    - o **Indicaciones**: Este método es útil para instrumentos que no pueden ser sometidos a altas temperaturas, pero que aún requieren un alto nivel de desinfección.

- **Esterilización por Óxido de Etileno**:
    - o **Proceso**: Utiliza gas de óxido de etileno a bajas temperaturas para esterilizar instrumentos que pueden ser sensibles al calor o a la humedad.
    - o **Indicaciones**: Este método es ideal para dispositivos complejos y materiales que no pueden ser

esterilizados por autoclave o métodos químicos.

- **Esterilización por Radiación UV**:
    - **Proceso**: Exponer los instrumentos a radiación ultravioleta en cámaras de esterilización para eliminar microorganismos.
    - **Indicaciones**: Se utiliza como un método complementario para desinfectar superficies y áreas de difícil acceso.

3.3. Almacenamiento de Instrumentos Esterilizados

- **Condiciones de Almacenamiento**:
    - Los instrumentos esterilizados deben almacenarse en un área seca, limpia y libre de polvo, en sus paquetes de esterilización originales o en recipientes herméticamente cerrados.

- **Control de Calidad**:
    - Marcar claramente la fecha de esterilización y la fecha de caducidad en cada paquete esterilizado. Revisar regularmente los paquetes para

asegurarse de que no estén dañados o comprometidos.

4. Manejo y Uso de Instrumentos en la Clínica

4.1. Uso de Instrumentos Estériles

- **Guantes y Protección**:
    - El personal debe usar guantes estériles al manipular instrumentos esterilizados para evitar la contaminación. Utilizar guantes nuevos para cada paciente.

- **Preparación del Instrumental**:
    - Abrir los paquetes de esterilización frente al paciente para asegurar la confianza y transparencia en el proceso. Preparar los instrumentos en bandejas estériles.

- **Manejo Aséptico Durante el Tratamiento**:
    - Evitar el contacto de los instrumentos estériles con superficies no estériles durante el tratamiento. Si un instrumento entra en contacto con una superficie contaminada, debe ser retirado y reemplazado por otro estéril.

4.2. Manejo de Instrumentos Descartables

- **Uso Único**:
    - Instrumentos descartables como hisopos, aplicadores de madera, y gasas deben ser utilizados una sola vez y descartados inmediatamente después de su uso en recipientes para desechos médicos.

- **Eliminación Segura**:
    - Los desechos médicos deben ser depositados en contenedores específicos para desechos peligrosos y eliminados según las regulaciones locales y nacionales.

5. Prevención de Contaminación Cruzada

5.1. Protocolos de Control de Infecciones

- **Cambio de Guantes y Materiales**:
    - Cambiar guantes y utilizar nuevos materiales estériles entre pacientes para prevenir la transmisión de patógenos de un paciente a otro.

- **Limpieza y Desinfección de Superficies**:

- Desinfectar todas las superficies de trabajo, equipos y mobiliario clínico entre cada paciente con desinfectantes aprobados.

5.2. Monitoreo y Registro de Esterilización

- **Monitoreo del Proceso de Esterilización**:
    - Utilizar indicadores biológicos y químicos para verificar que el proceso de esterilización ha sido efectivo. Registrar los resultados de cada ciclo de esterilización.

- **Registro Detallado**:
    - Mantener un registro detallado de todos los ciclos de esterilización, incluyendo la fecha, los instrumentos procesados, el método de esterilización utilizado, y los resultados del monitoreo.

6. Formación Continua y Revisión de Protocolos

6.1. Capacitación del Personal

- **Entrenamiento en Esterilización**:

- Proveer capacitación inicial y continua al personal sobre los procedimientos de esterilización y manejo de instrumentos, asegurando que todos comprendan la importancia de estos procesos y cómo ejecutarlos correctamente.

- **Actualización Regular**:
  - Mantener al personal actualizado sobre las mejores prácticas y nuevos desarrollos en esterilización y control de infecciones.

6.2. Revisión Periódica de Protocolos

- **Auditorías Internas**:
  - Realizar auditorías internas periódicas para revisar los procedimientos de esterilización y manejo de instrumentos, identificando áreas de mejora y asegurando el cumplimiento continuo de los estándares.

- **Mejora Continua**:
  - Utilizar la información de las auditorías y las revisiones para mejorar los

protocolos y garantizar que la clínica siga cumpliendo con los más altos estándares de seguridad.

La esterilización y el manejo adecuado de los instrumentos son esenciales para mantener un entorno seguro y prevenir infecciones en la clínica. Siguiendo estos protocolos rigurosos, los profesionales pueden garantizar la seguridad de los pacientes y el cumplimiento de las normativas de salud.

Consideraciones Éticas y Legales en Peelings Químicos

Consentimiento Informado

El consentimiento informado es un pilar fundamental en la práctica médica y estética, especialmente en procedimientos como los peelings químicos, donde existe un potencial significativo para complicaciones y efectos adversos. Este proceso no solo es un requisito legal, sino también un componente esencial de la ética médica, asegurando que los pacientes comprendan plenamente los riesgos, beneficios y alternativas antes de someterse a un tratamiento. A continuación, se describen las consideraciones clave para el consentimiento informado en el contexto de los peelings químicos.

1. **Definición y Propósito del Consentimiento Informado**

    - **Definición**:
        - El consentimiento informado es el proceso mediante el cual un paciente recibe información comprensible y detallada sobre un tratamiento propuesto, incluyendo sus riesgos, beneficios, alternativas y posibles complicaciones, para luego tomar una decisión voluntaria de aceptar o rechazar el tratamiento.

    - **Propósito**:
        - Proteger los derechos del paciente, asegurando que estén plenamente informados y que su participación en el tratamiento sea voluntaria.
        - Cumplir con las obligaciones legales y éticas del profesional de la salud, garantizando la transparencia y el respeto por la autonomía del paciente.

2. **Elementos Esenciales del Consentimiento Informado**

2.1. Información Completa y Comprensible

- **Descripción del Procedimiento**:
    - Explicar en términos claros y comprensibles el proceso del peeling químico, incluyendo cómo se realiza, el tiempo que tomará y lo que el paciente puede esperar antes, durante y después del tratamiento.

- **Riesgos y Complicaciones Potenciales**:
    - Informar al paciente de todos los posibles riesgos y complicaciones asociados con el peeling químico, como irritación, hiperpigmentación, cicatrices, infecciones, o reacciones alérgicas.

- **Beneficios del Tratamiento**:
    - Explicar los beneficios esperados del peeling químico, como la mejora de la textura de la piel, la reducción de arrugas finas, o la disminución de la hiperpigmentación, asegurándose de no crear expectativas irreales.

- **Alternativas al Peeling Químico**:

- o Discutir las alternativas al peeling químico, como microdermoabrasión, láser, o tratamientos tópicos, y explicar por qué el peeling químico puede ser la mejor opción en el caso particular del paciente.

- **Consecuencias de No Realizar el Tratamiento**:

    - o Explicar las posibles consecuencias de no realizar el tratamiento, incluyendo la progresión de las condiciones cutáneas que se desean tratar.

2.2. Comprensión y Capacidad de Decisión del Paciente

- **Evaluación de la Comprensión del Paciente**:

    - o Verificar que el paciente haya comprendido completamente la información proporcionada, permitiéndole hacer preguntas y aclarar cualquier duda.

- **Capacidad de Decisión**:

    - o Asegurarse de que el paciente tiene la capacidad mental y emocional para tomar decisiones informadas sobre su tratamiento, especialmente en casos de menores de edad, personas con discapacidades cognitivas, o bajo influencia de medicamentos.

2.3. Voluntariedad y Autonomía

- **Decisión Libre de Coacción:**
    - Asegurar que la decisión del paciente de aceptar o rechazar el tratamiento sea completamente voluntaria, sin presiones o coerción por parte del personal médico.

- **Derecho a Retirarse:**
    - Informar al paciente que tiene el derecho de retirarse del tratamiento en cualquier momento, incluso después de haber dado su consentimiento inicial.

3. Documentación del Consentimiento Informado

3.1. Formularios de Consentimiento

- **Diseño del Formulario:**
    - El formulario de consentimiento debe estar diseñado de manera clara y

concisa, utilizando un lenguaje accesible para el paciente. Debe incluir todos los elementos esenciales del consentimiento informado.

- **Firma del Paciente y del Profesional**:

    o El paciente debe firmar el formulario de consentimiento, indicando que ha recibido y comprendido toda la información relevante. El profesional de la salud también debe firmar el formulario como testimonio de que el proceso de consentimiento se ha llevado a cabo correctamente.

3.2. Almacenamiento y Acceso

- **Archivo Seguro del Consentimiento**:

    o El formulario de consentimiento firmado debe ser archivado de manera segura en el expediente médico del paciente, cumpliendo con las regulaciones locales sobre la protección de datos y confidencialidad.

- **Acceso del Paciente al Documento**:

- El paciente debe tener acceso a una copia del formulario de consentimiento, y se le debe ofrecer una explicación adicional si lo solicita en el futuro.

4. Consideraciones Especiales en el Consentimiento Informado

4.1. Pacientes Vulnerables

- **Menores de Edad:**
    - Para pacientes menores de edad, se debe obtener el consentimiento de los padres o tutores legales, además de incluir al menor en la discusión para evaluar su comprensión y consentimiento, siempre que sea posible.

- **Pacientes con Discapacidad Cognitiva:**
    - Para pacientes con discapacidades cognitivas, se debe evaluar la capacidad de comprensión y tomar medidas adicionales, como la inclusión de un representante legal o cuidador en el proceso de consentimiento.

4.2. Barreras Lingüísticas y Culturales

- **Idioma:**
    - Si el paciente no habla el idioma en el que se proporciona la información, se debe disponer de un intérprete competente o de formularios de consentimiento en el idioma del paciente.

- **Sensibilidad Cultural:**
    - Adaptar el proceso de consentimiento informado para respetar las creencias culturales del paciente, asegurando que las explicaciones sean culturalmente apropiadas.

5. Implicaciones Legales del Consentimiento Informado

5.1. Responsabilidad Legal del Profesional

- **Cumplimiento Legal:**
    - Asegurarse de que el proceso de consentimiento informado cumple con las leyes y regulaciones locales, ya que el incumplimiento puede resultar en

responsabilidades legales para el profesional de la salud.

- **Protección en Caso de Reclamaciones**:
  - Un consentimiento informado bien documentado protege al profesional en caso de reclamaciones legales, demostrando que se informó al paciente adecuadamente sobre los riesgos y alternativas.

5.2. Derechos del Paciente

- **Derecho a la Información**:
  - El paciente tiene el derecho legal a recibir toda la información relevante para tomar una decisión informada sobre su tratamiento.

- **Derecho a la Autonomía**:
  - El paciente tiene el derecho a tomar decisiones autónomas sobre su tratamiento, incluyendo el derecho a rechazar o retirarse del mismo.

6. Mejora Continua del Proceso de Consentimiento Informado

6.1. Actualización de Protocolos

- **Revisión Regular:**
    - Revisar y actualizar regularmente los formularios y procedimientos de consentimiento informado para reflejar los cambios en la práctica clínica, nuevas investigaciones, o cambios en las leyes.

- **Incorporación de Retroalimentación:**
    - Utilizar la retroalimentación de pacientes y profesionales para mejorar continuamente el proceso de consentimiento informado.

6.2. Capacitación del Personal

- **Formación Continua:**
    - Proveer formación continua al personal sobre la importancia del consentimiento informado y las mejores prácticas para llevarlo a cabo de manera efectiva.

- **Simulaciones y Talleres:**

- Implementar simulaciones y talleres para ayudar al personal a perfeccionar sus habilidades en la comunicación del consentimiento informado, especialmente en situaciones complejas.

El consentimiento informado es una parte crucial del proceso de tratamiento con peelings químicos, asegurando que los pacientes estén completamente informados y capacitados para tomar decisiones sobre su salud. Este proceso no solo protege los derechos del paciente, sino que también respalda la práctica ética y legal del profesional de la salud.

Regulaciones y Normativas Locales en Peelings Químicos

Las regulaciones y normativas locales en la práctica de peelings químicos son esenciales para garantizar la seguridad del paciente, la responsabilidad profesional y el cumplimiento de las leyes de salud. Estas normativas pueden variar según la región, pero generalmente cubren aspectos clave como la cualificación del profesional, las instalaciones clínicas, el manejo de productos químicos y la documentación necesaria. A continuación, se describen los principales aspectos que deben considerarse en relación con las regulaciones y normativas locales aplicables a los peelings químicos.

1. Cualificación y Certificación del Profesional

1.1. Requisitos de Formación

- **Formación Médica y Dermatológica**:
    - En muchas regiones, los peelings químicos deben ser realizados por médicos con formación en dermatología o medicina estética. Esto garantiza que el profesional tenga un conocimiento profundo de la piel, las complicaciones potenciales y los tratamientos adecuados.

- **Certificaciones Específicas**:
    - Algunos países o estados pueden requerir que los profesionales que realizan peelings químicos obtengan certificaciones específicas en medicina estética o dermatología. Esto puede incluir cursos de formación certificados por organizaciones profesionales.

1.2. Licencia Profesional

- **Licencia Médica**:

- Es imprescindible que los profesionales cuenten con una licencia médica vigente para practicar. Esta licencia debe ser emitida por la autoridad de salud correspondiente y renovada según las regulaciones locales.

- **Autorización para Procedimientos Estéticos**:
  - En algunas jurisdicciones, puede ser necesario obtener una autorización específica para realizar procedimientos estéticos como los peelings químicos, además de la licencia médica general.

2. Normativas sobre Instalaciones Clínicas

2.1. Requisitos de la Clínica

- **Registro y Licencia de la Clínica**:
  - La clínica donde se realizan los peelings químicos debe estar registrada y contar con una licencia emitida por la autoridad sanitaria local. Esto asegura que las instalaciones cumplen con los estándares mínimos de seguridad y salud.

- **Instalaciones Adecuadas**:

- Las normativas locales pueden especificar requisitos para las instalaciones, como la necesidad de contar con áreas de tratamiento separadas, acceso a equipos de emergencia, y condiciones de higiene y esterilidad.

2.2. Inspecciones y Cumplimiento

- **Inspecciones Regulares**:
    - Las autoridades sanitarias pueden realizar inspecciones periódicas para asegurar que la clínica cumpla con las normativas de salud y seguridad. Estas inspecciones pueden incluir la revisión de equipos, instalaciones, y procedimientos de esterilización.

- **Cumplimiento de Normas de Seguridad**:
    - Es fundamental que la clínica cumpla con todas las normativas de seguridad locales, incluyendo la gestión de desechos médicos, la esterilización de equipos, y el almacenamiento seguro de productos químicos.

3. Manejo y Uso de Productos Químicos

3.1. Regulación de Productos Químicos

- **Aprobación de Productos por Autoridades Sanitarias**:
    - Los productos químicos utilizados en peelings deben estar aprobados por las autoridades sanitarias locales, como la FDA en Estados Unidos o la EMA en Europa. Estos productos deben cumplir con las normas de calidad, seguridad y eficacia establecidas.

- **Etiquetado y Almacenamiento**:
    - Los productos deben estar debidamente etiquetados, con indicaciones claras de concentración, fecha de vencimiento y condiciones de almacenamiento. Además, deben ser almacenados de acuerdo con las regulaciones locales para evitar su deterioro o contaminación.

3.2. Seguridad en la Manipulación

- **Protocolo de Manipulación**:
    - Se deben seguir protocolos estrictos para la manipulación de productos

químicos, incluyendo el uso de equipo de protección personal (EPP) como guantes, gafas de seguridad y mascarillas.

- **Capacitación en Seguridad Química**:
    - Todo el personal que manipula productos químicos debe estar capacitado en seguridad química, incluyendo el manejo de derrames, la neutralización de ácidos y la eliminación segura de residuos.

4. Documentación y Registro

4.1. Historial Médico y Documentación de Tratamiento

- **Registro de Historia Clínica**:
    - Es obligatorio mantener un registro completo y actualizado de la historia clínica del paciente, incluyendo alergias, condiciones médicas preexistentes, y detalles del tratamiento realizado.

- **Documentación del Consentimiento Informado**:

- El consentimiento informado debe estar documentado y firmado por el paciente antes de proceder con el peeling químico. Esta documentación debe archivarse en el expediente médico del paciente.

4.2. Registro de Incidentes y Complicaciones

- **Reporte de Incidentes:**
  - Cualquier complicación o incidente durante el tratamiento debe ser registrado detalladamente. En algunas regiones, puede ser necesario reportar ciertos tipos de complicaciones a las autoridades sanitarias.

- **Seguimiento y Monitoreo:**
  - Los registros de seguimiento deben incluir la evolución del tratamiento, la respuesta del paciente y cualquier intervención adicional realizada para manejar complicaciones.

5. Regulaciones sobre Publicidad y Promoción

5.1. Publicidad Honesta y Transparente

- **Prohibición de Publicidad Engañosa:**

- Las normativas locales generalmente prohíben la publicidad engañosa o exagerada de los resultados de peelings químicos. Los profesionales deben asegurarse de que todas las afirmaciones sean precisas y respaldadas por evidencia científica.

- **Requisitos de Aprobación**:
  - En algunos lugares, la publicidad de tratamientos médicos o estéticos puede requerir la aprobación previa de las autoridades sanitarias para asegurar que cumple con las normativas vigentes.

5.2. Información al Paciente

- **Materiales Informativos**:
  - Los materiales informativos, como folletos y sitios web, deben proporcionar información clara y precisa sobre el tratamiento, incluyendo posibles riesgos, beneficios, y alternativas.

- **Testimonios y Recomendaciones**:

- El uso de testimonios de pacientes en la promoción de servicios debe cumplir con las regulaciones de privacidad y no debe inducir a error sobre los resultados típicos del tratamiento.

6. Implicaciones Legales por Incumplimiento

6.1. Sanciones y Penalizaciones

- **Multas y Sanciones:**
    - El incumplimiento de las normativas locales puede resultar en multas significativas, sanciones, o la suspensión de la licencia profesional. Las clínicas también pueden enfrentar cierres temporales o permanentes.

- **Responsabilidad Legal:**
    - Los profesionales pueden ser legalmente responsables por daños causados a los pacientes debido a la negligencia o incumplimiento de las regulaciones, lo que puede llevar a demandas por mala praxis.

6.2. Defensa y Protección Legal

- **Seguros de Responsabilidad:**

- o Es recomendable que los profesionales y clínicas cuenten con seguros de responsabilidad profesional para protegerse en caso de reclamaciones legales.

- **Asesoría Legal Continua**:

  - o Mantener una relación con un asesor legal especializado en salud y estética puede ayudar a prevenir problemas legales y asegurar el cumplimiento de las normativas locales.

7. Mejora Continua y Actualización de Normativas

7.1. Actualización de Conocimientos

- **Formación Continua**:

  - o Los profesionales deben participar en programas de formación continua para mantenerse actualizados sobre los cambios en las regulaciones locales y las mejores prácticas en la aplicación de peelings químicos.

- **Suscripción a Boletines Regulatorios**:

  - o Suscribirse a boletines y comunicaciones de las autoridades sanitarias locales puede ayudar a mantenerse informado sobre nuevas regulaciones, alertas de seguridad y otros desarrollos relevantes.

7.2. Participación en Asociaciones Profesionales

- **Afiliación a Asociaciones Profesionales:**
    - La afiliación a asociaciones profesionales de dermatología o medicina estética proporciona acceso a recursos, formación y asesoría sobre el cumplimiento de las regulaciones locales.

- **Contribución al Desarrollo de Normativas:**
    - Participar en el desarrollo y revisión de normativas a través de asociaciones profesionales permite a los profesionales influir en las políticas que afectan su práctica.

Cumplir con las regulaciones y normativas locales es esencial para garantizar la seguridad del paciente y la integridad de la práctica profesional en peelings químicos. Este cumplimiento no solo protege a los pacientes, sino que también resguarda a los profesionales y clínicas de consecuencias legales y reputacionales.

Protección de Datos del Paciente en Peelings Químicos

La protección de los datos del paciente es un aspecto crítico en cualquier práctica médica, incluyendo los procedimientos estéticos como los peelings químicos. Los datos personales y médicos de los pacientes deben ser manejados con la máxima confidencialidad y seguridad para cumplir con las regulaciones locales y proteger la privacidad del paciente. A continuación, se detallan las consideraciones clave y los protocolos necesarios para asegurar la protección de los datos del paciente en la práctica clínica.

1. Importancia de la Protección de Datos del Paciente

- **Confidencialidad:**

- o La confidencialidad es fundamental para mantener la confianza del paciente en el profesional de la salud. Los pacientes deben sentirse seguros de que su información personal y médica será protegida.

- **Cumplimiento Legal**:
  - o La protección de datos del paciente está regulada por leyes específicas en muchas jurisdicciones, como el Reglamento General de Protección de Datos (RGPD) en la Unión Europea o la Ley de Portabilidad y Responsabilidad de Seguros de Salud (HIPAA) en Estados Unidos. Cumplir con estas leyes es obligatorio para evitar sanciones legales.

- **Prevención de Malas Prácticas**:
  - o La adecuada protección de datos previene el acceso no autorizado, la pérdida o el uso indebido de la información del paciente, lo cual es esencial para evitar demandas legales y proteger la reputación de la clínica.

2. Tipos de Datos del Paciente

2.1. Datos Personales

- **Identificación**:
    - Información como el nombre completo, fecha de nacimiento, dirección, número de teléfono, y correo electrónico.

- **Documentación Legal**:
    - Información relacionada con seguros de salud, identificaciones legales, y detalles de contacto de emergencia.

2.2. Datos Médicos

- **Historia Clínica**:
    - Información médica relevante, incluyendo historial de enfermedades, alergias, medicación actual, y tratamientos anteriores.

- **Registros de Tratamientos**:
    - Detalles específicos del tratamiento realizado, como tipo de peeling, productos utilizados, reacciones observadas, y resultados del seguimiento.

- **Imágenes Médicas:**
    - Fotografías antes y después del tratamiento, radiografías, y otras imágenes que formen parte del expediente médico.

3. Recolección y Almacenamiento de Datos

3.1. Recolección de Datos

- **Consentimiento para la Recolección de Datos:**
    - Obtener el consentimiento explícito del paciente para recolectar y almacenar sus datos personales y médicos. Este consentimiento debe ser documentado y explicado claramente al paciente.

- **Minimización de Datos:**
    - Recoger solo la información necesaria para realizar el tratamiento y proporcionar el seguimiento adecuado. Evitar recolectar datos innecesarios que no estén directamente relacionados con la atención del paciente.

3.2. Almacenamiento Seguro de Datos

- **Almacenamiento Electrónico**:
    - Los datos electrónicos deben almacenarse en sistemas seguros con protección mediante contraseñas fuertes, encriptación, y acceso controlado solo al personal autorizado.

- **Almacenamiento Físico**:
    - Los registros físicos deben guardarse en gabinetes cerrados con llave y ubicados en áreas seguras de la clínica, accesibles solo para el personal autorizado.

- **Copias de Seguridad**:
    - Realizar copias de seguridad regulares de los datos electrónicos en servidores seguros o encriptados, y almacenarlos en ubicaciones separadas para proteger la información en caso de pérdida o daño.

4. Acceso y Uso de los Datos

4.1. Control de Acceso

- **Acceso Restringido**:

- Limitar el acceso a los datos del paciente únicamente al personal que necesita esta información para llevar a cabo su trabajo. Implementar políticas de acceso según el rol, asegurando que solo el personal autorizado pueda ver o modificar la información.

- **Autenticación de Usuarios:**

    - Utilizar sistemas de autenticación para el acceso a datos electrónicos, como contraseñas complejas, autenticación de dos factores (2FA), y registros de acceso para monitorear quién accede a la información y cuándo.

4.2. Uso de los Datos

- **Finalidad Limitada:**

    - Los datos del paciente deben utilizarse exclusivamente para los fines para los que fueron recolectados, como la prestación de cuidados médicos, facturación, y seguimiento del tratamiento.

- **Prohibición de Divulgación No Autorizada:**

- No divulgar los datos del paciente a terceros sin su consentimiento expreso, salvo cuando sea requerido por ley o en situaciones de emergencia donde la vida del paciente esté en riesgo.

5. Compartición de Datos con Terceros

5.1. Consentimiento para Compartir Datos

- **Consentimiento Informado**:
    - Obtener el consentimiento informado del paciente antes de compartir sus datos con terceros, como otros profesionales de la salud, laboratorios, o compañías de seguros. El consentimiento debe especificar claramente qué información será compartida y con quién.

- **Contratos con Terceros**:
    - Firmar acuerdos de confidencialidad y contratos con terceros que tengan acceso a los datos del paciente, asegurando que cumplan con las mismas normativas de protección de datos.

5.2. Transferencia de Datos

- **Transferencia Electrónica Segura:**
    - Cuando sea necesario transferir datos electrónicamente, utilizar métodos seguros como la encriptación de archivos y correos electrónicos, plataformas de intercambio de datos seguras, o redes privadas virtuales (VPN).

- **Transferencia Internacional de Datos:**
    - Cumplir con las normativas locales e internacionales sobre la transferencia de datos a otros países, asegurando que las jurisdicciones receptoras ofrecen un nivel adecuado de protección de datos.

6. Derechos del Paciente sobre sus Datos

6.1. Acceso y Corrección

- **Derecho a Acceder a Sus Datos:**
    - El paciente tiene derecho a acceder a sus datos personales y médicos almacenados. La clínica debe proporcionar esta información de

manera clara y en un formato comprensible, a solicitud del paciente.

- **Derecho a Rectificación**:
    - o Si un paciente detecta errores en sus datos, tiene derecho a solicitar su corrección. La clínica debe corregir los datos incorrectos de manera oportuna y notificar al paciente cuando se haya realizado la corrección.

6.2. Derecho a la Eliminación de Datos

- **Solicitud de Eliminación de Datos**:
    - o Los pacientes pueden solicitar la eliminación de sus datos personales si ya no son necesarios para los fines para los que fueron recolectados, siempre que no existan obligaciones legales que requieran su retención.

- **Proceso de Eliminación**:
    - o Desarrollar un proceso claro para la eliminación segura de datos electrónicos y físicos, asegurando que la información sea completamente

borrada o destruida de manera irreversible.

7. Respuesta a Brechas de Seguridad

7.1. Plan de Respuesta a Incidentes

- **Detección de Brechas:**
    - Implementar sistemas para la detección temprana de brechas de seguridad en los datos del paciente, como software de monitoreo de seguridad y auditorías regulares.

- **Respuesta Inmediata:**
    - Tener un plan de respuesta que incluya la contención inmediata de la brecha, la evaluación del alcance del daño, y la corrección de vulnerabilidades para prevenir futuras incidencias.

7.2. Notificación de Brechas

- **Notificación al Paciente:**
    - Informar al paciente afectado por una brecha de seguridad tan pronto como sea posible, explicando lo sucedido, las posibles consecuencias, y las medidas

que se están tomando para mitigar el impacto.

- **Notificación a las Autoridades**:
  - Cumplir con las regulaciones locales que requieren la notificación de brechas de seguridad a las autoridades de protección de datos dentro de un plazo específico.

8. Cumplimiento y Auditorías

8.1. Cumplimiento Continuo

- **Revisión Periódica de Políticas**:
  - Revisar y actualizar periódicamente las políticas de protección de datos para asegurar el cumplimiento continuo con las leyes y regulaciones locales, así como para adaptarse a nuevas amenazas de seguridad.

- **Capacitación del Personal**:
  - Proveer formación continua al personal sobre la protección de datos, incluyendo la importancia de la confidencialidad, las mejores prácticas

de seguridad, y las responsabilidades legales.

8.2. Auditorías y Evaluaciones

- **Auditorías Internas**:
    - Realizar auditorías internas regulares para evaluar la efectividad de las medidas de protección de datos, identificar áreas de mejora y asegurar que se cumplan las normativas vigentes.

- **Evaluaciones de Impacto**:
    - Llevar a cabo evaluaciones de impacto sobre la protección de datos cuando se introduzcan nuevos sistemas, procesos, o tecnologías que puedan afectar la privacidad de los datos del paciente.

La protección de los datos del paciente es esencial para mantener la confianza en la relación médico-paciente y para cumplir con las obligaciones legales y éticas en la práctica de los peelings químicos. Implementando protocolos rigurosos y manteniendo el cumplimiento continuo con las normativas locales, los profesionales pueden asegurar la privacidad y seguridad de la información de sus pacientes.

Parte 5: Marketing y Creación de una Práctica Exitosa

Construcción de la Base de Clientes

El éxito de una práctica clínica, especialmente en el ámbito de la dermatología estética y los peelings químicos, depende en gran medida de la construcción y el mantenimiento de una base sólida de clientes. Esto implica no solo atraer nuevos pacientes, sino también fomentar la fidelización y la recomendación. A continuación, se describen estrategias clave para construir una base de clientes próspera y sostenible.

1. Identificación del Mercado Objetivo

1.1. Definición del Perfil del Cliente Ideal

- **Demografía**:
    - Identificar las características demográficas de los clientes ideales, como edad, género, nivel socioeconómico y ubicación geográfica. Por ejemplo, los peelings químicos pueden atraer a mujeres de entre 30 y 50 años interesadas en el rejuvenecimiento facial.

- **Necesidades y Problemas de la Piel**:

- Comprender las necesidades específicas de los clientes en relación con su piel, como tratamiento del acné, hiperpigmentación, o envejecimiento. Esto permite diseñar campañas de marketing que resuenen con estos problemas y ofrezcan soluciones concretas.

1.2. Análisis de la Competencia

- **Evaluación de Competidores Locales**:
  - Investigar otras clínicas y profesionales que ofrecen peelings químicos en la misma área geográfica. Analizar sus fortalezas, debilidades, precios, y estrategias de marketing.

- **Identificación de Diferenciadores**:
  - Determinar qué hace que la práctica sea única en comparación con la competencia. Esto puede incluir la experiencia del personal, tecnologías avanzadas, enfoques personalizados, o un ambiente clínico acogedor.

2. Estrategias para Atraer Nuevos Clientes

2.1. Marketing Digital

- **Presencia en Redes Sociales:**
    - Crear y mantener perfiles activos en redes sociales como Instagram, Facebook y LinkedIn. Publicar contenido educativo sobre peelings químicos, testimonios de clientes, fotos antes y después, y consejos de cuidado de la piel.

- **Publicidad en Línea:**
    - Utilizar publicidad en redes sociales y Google Ads para llegar a un público más amplio. Segmentar los anuncios para que lleguen a personas interesadas en tratamientos de cuidado de la piel dentro de un radio geográfico específico.

- **SEO y Marketing de Contenidos:**
    - Optimizar el sitio web de la clínica para motores de búsqueda (SEO) asegurando que aparezca en los primeros resultados cuando los potenciales clientes busquen tratamientos como peelings químicos.

> Crear contenido relevante y de alta calidad, como blogs y videos, que respondan a preguntas comunes sobre el tratamiento.

2.2. Estrategias de Marketing Tradicional

- **Eventos y Talleres:**
  - Organizar eventos en la clínica, como jornadas de puertas abiertas o talleres sobre el cuidado de la piel. Esto no solo atrae a nuevos clientes, sino que también educa a los asistentes sobre los beneficios de los peelings químicos.

- **Publicidad Impresa:**
  - Colocar anuncios en revistas locales, periódicos, y boletines comunitarios que lleguen al público objetivo. La publicidad impresa sigue siendo efectiva para atraer a clientes de mayor edad o en áreas menos tecnológicas.

- **Alianzas con Otros Profesionales:**
  - Establecer alianzas con otros profesionales de la salud, como dermatólogos, cirujanos plásticos, o

spas, para que refieran pacientes interesados en tratamientos estéticos.

2.3. Ofertas y Promociones

- **Descuentos de Introducción**:
    - Ofrecer descuentos especiales para nuevos clientes que prueben los peelings químicos. Esto puede incluir una consulta gratuita o un descuento en el primer tratamiento.

- **Programas de Referidos**:
    - Implementar un programa de referidos donde los clientes existentes reciban beneficios, como descuentos o productos gratuitos, por referir nuevos pacientes a la clínica.

- **Paquetes de Tratamientos**:
    - Crear paquetes que incluyan varios tratamientos estéticos complementarios, ofreciendo un precio reducido. Esto incentiva a los clientes a probar más servicios y a comprometerse a largo plazo.

3. Retención y Fidelización de Clientes

3.1. Creación de Experiencias Personalizadas

- **Consultas Individualizadas:**
    - Ofrecer consultas detalladas que analicen las necesidades específicas de la piel de cada cliente. Diseñar un plan de tratamiento personalizado y asegurarse de que el cliente sienta que su tratamiento está adaptado a sus necesidades particulares.

- **Seguimiento Post-Tratamiento:**
    - Implementar un sistema de seguimiento donde se contacte al cliente después del tratamiento para verificar su satisfacción, responder preguntas y programar citas de seguimiento si es necesario.

- **Atención al Cliente Excepcional:**
    - Capacitar al personal para brindar un servicio al cliente excepcional, desde la primera llamada telefónica hasta la atención posterior al tratamiento. Un enfoque cálido y profesional genera confianza y lealtad.

3.2. Programas de Fidelización

- **Membresías y Tarjetas de Fidelidad:**
    - Crear programas de membresía donde los clientes frecuentes reciban beneficios exclusivos, como descuentos adicionales, productos gratuitos, o acceso prioritario a nuevos tratamientos.

- **Beneficios de Cumpleaños y Festividades:**
    - Enviar regalos o descuentos especiales a los clientes en su cumpleaños o durante festividades importantes. Este gesto fortalece la relación con el cliente y lo motiva a continuar el tratamiento.

3.3. Recogida de Testimonios y Casos de Éxito

- **Solicitar Opiniones y Testimonios:**
    - Después de un tratamiento exitoso, pedir a los clientes que compartan su experiencia a través de testimonios o reseñas en línea. Estos testimonios pueden ser utilizados en el marketing para atraer a nuevos clientes.

- **Documentar Casos de Éxito:**

- Con el consentimiento del cliente, documentar casos de éxito con fotos antes y después, y compartirlos en el sitio web y redes sociales. Estos casos muestran resultados reales y aumentan la credibilidad de la clínica.

4. Gestión de la Reputación y Servicio al Cliente

4.1. Monitoreo de la Reputación en Línea

- **Gestión de Reseñas y Comentarios**:
  - Monitorear activamente las reseñas en plataformas como Google, Yelp, y redes sociales. Responder de manera oportuna y profesional a todas las reseñas, tanto positivas como negativas, mostrando compromiso con la satisfacción del cliente.

- **Manejo de Quejas**:
  - Desarrollar un protocolo para manejar quejas o críticas. Abordar las preocupaciones del cliente de manera directa, ofreciendo soluciones o compensaciones cuando sea necesario, y utilizar la retroalimentación para mejorar los servicios.

4.2. Consistencia en la Calidad del Servicio

- **Estandarización de Procedimientos**:
    - Asegurarse de que todos los tratamientos y procedimientos se realicen con los mismos altos estándares, independientemente del personal que los realice. Esto garantiza una experiencia consistente para todos los clientes.

- **Capacitación Continua del Personal**:
    - Proveer formación continua al personal sobre nuevos productos, técnicas, y estándares de servicio para asegurar que la clínica mantenga una posición competitiva en el mercado.

5. Innovación y Adaptación Continua

5.1. Actualización de Servicios

- **Incorporación de Nuevos Tratamientos**:
    - Evaluar regularmente las tendencias y avances en dermatología estética para incorporar nuevos tratamientos y tecnologías que atraigan a nuevos

clientes y mantengan interesados a los existentes.

- **Personalización Avanzada**:
    - o Utilizar tecnologías como el análisis digital de la piel para ofrecer tratamientos aún más personalizados y efectivos, diferenciando la clínica de la competencia.

5.2. Retroalimentación y Mejora Continua

- **Encuestas de Satisfacción**:
    - o Implementar encuestas de satisfacción para recoger opiniones sobre la experiencia del cliente. Utilizar esta información para mejorar continuamente los servicios ofrecidos.

- **Análisis de Resultados**:
    - o Revisar regularmente los resultados del marketing y las promociones para identificar qué estrategias son más efectivas y ajustar las campañas en consecuencia.

La construcción de una base de clientes sólida y exitosa requiere una combinación de estrategias de marketing efectivas, un servicio al cliente excepcional y un enfoque continuo en la innovación y la mejora. Siguiendo estas estrategias, los profesionales de la dermatología estética pueden atraer y retener clientes, construyendo una práctica próspera y duradera.

Parte 5: Marketing y Creación de una Práctica Exitosa

Estrategias de Marketing Digital y Redes Sociales

En la era digital, una estrategia de marketing efectiva es esencial para el crecimiento de cualquier práctica clínica, incluyendo las especializadas en dermatología estética y peelings químicos. Las plataformas digitales y las redes sociales ofrecen oportunidades únicas para llegar a un público más amplio, interactuar directamente con clientes potenciales y construir una reputación en línea. A continuación, se describen las estrategias clave para maximizar el impacto del marketing digital y el uso de redes sociales en una práctica de peelings químicos.

1. Creación de una Presencia en Línea Atractiva

1.1. Desarrollo de un Sitio Web Profesional

- **Diseño y Usabilidad:**

- o El sitio web de la clínica debe tener un diseño moderno, profesional y fácil de navegar. Debe estar optimizado para dispositivos móviles y cargarse rápidamente. La experiencia del usuario debe ser fluida, con un menú claro, enlaces funcionales y una estructura lógica.

- **Contenido Informativo y Educativo**:
  - o Incluir descripciones detalladas de los servicios ofrecidos, especialmente de los peelings químicos. Crear secciones que expliquen los beneficios, procedimientos, cuidados post-tratamiento, y posibles complicaciones. El contenido debe ser fácil de entender y accesible para todo tipo de usuarios.

- **Blog de la Clínica**:
  - o Mantener un blog activo con artículos sobre el cuidado de la piel, nuevas tendencias en dermatología estética, casos de éxito, y respuestas a preguntas frecuentes. Un blog bien mantenido no solo educa a los clientes, sino que también mejora el

posicionamiento en motores de búsqueda (SEO).

- **Optimización para Motores de Búsqueda (SEO)**:
    - Implementar técnicas de SEO para asegurar que el sitio web aparezca en las primeras posiciones de búsqueda en Google y otros motores de búsqueda cuando se busquen términos relevantes como "peeling químico", "tratamientos de la piel", o "dermatología estética". Utilizar palabras clave relevantes, etiquetas meta, y crear enlaces internos.

1.2. Integración con Plataformas de Reservas

- **Facilidad de Reserva en Línea**:
    - Ofrecer la posibilidad de reservar citas en línea a través del sitio web. Integrar una plataforma de reservas que permita a los clientes ver la disponibilidad en tiempo real y programar su cita de manera conveniente.

- **Recordatorios Automáticos**:

- o Implementar un sistema de recordatorios automáticos por correo electrónico o SMS para reducir las tasas de no presentación y mejorar la experiencia del cliente.

2. Estrategias en Redes Sociales

2.1. Selección de Plataformas Adecuadas

- **Instagram**:
    - o Ideal para compartir imágenes y videos de alta calidad, antes y después de los tratamientos, y contenido educativo sobre el cuidado de la piel. Utilizar Instagram Stories y Reels para mostrar procedimientos en tiempo real, promociones especiales y testimonios de clientes.

- **Facebook**:
    - o Útil para construir una comunidad, compartir contenido más largo, promociones, y noticias sobre la clínica. Utilizar grupos de Facebook para conectar con la comunidad local e interactuar directamente con los clientes.

- **LinkedIn**:
  - Recomendado para conectar con otros profesionales de la salud, compartir artículos más técnicos y posicionarse como líder de opinión en dermatología estética.

- **YouTube**:
  - Crear un canal para publicar videos educativos sobre peelings químicos, cuidados post-tratamiento, entrevistas con expertos, y seminarios web. Los videos también pueden ser compartidos en otras redes sociales y el sitio web.

2.2. Creación de Contenido Atractivo

- **Fotos y Videos de Antes y Después**:
  - Publicar fotos y videos que muestren los resultados de los peelings químicos. Asegurarse de tener el consentimiento del paciente antes de compartir cualquier imagen. Estas publicaciones suelen generar un alto nivel de interacción.

- **Tutoriales y Consejos de Cuidado de la Piel:**
    - Publicar tutoriales sobre cómo cuidar la piel después de un peeling químico, consejos para mantener la salud de la piel, y cómo elegir el tratamiento adecuado según el tipo de piel.

- **Historias de Clientes:**
    - Compartir testimonios en video o texto de clientes satisfechos. Las historias auténticas pueden ser muy persuasivas y generar confianza en nuevos clientes.

- **Detrás de Cámaras:**
    - Publicar contenido que muestre el día a día en la clínica, como el equipo en acción, la preparación de tratamientos, o la explicación de tecnologías utilizadas. Esto humaniza la marca y crea una conexión más cercana con el público.

2.3. Publicidad en Redes Sociales

- **Segmentación de Audiencia:**
    - Utilizar las herramientas de segmentación de las plataformas de

redes sociales para dirigir anuncios a un público específico basado en ubicación, edad, intereses, y comportamientos. Esto asegura que los anuncios lleguen a personas que probablemente estén interesadas en los servicios de la clínica.

- **Anuncios de Retargeting**:
    - Implementar campañas de retargeting para mostrar anuncios a personas que ya han visitado el sitio web o interactuado con el contenido de la clínica en redes sociales. Esto puede aumentar la probabilidad de que estos usuarios reserven una cita.

- **Promociones Temporales**:
    - Crear anuncios que destaquen promociones especiales, descuentos para nuevos clientes, o eventos en la clínica. Utilizar un llamado a la acción claro, como "Reserva ahora" o "Consulta gratuita", para impulsar conversiones.

3. Estrategias de Email Marketing

3.1. Construcción de una Base de Datos de Clientes

- **Captura de Leads:**
    - Utilizar formularios en el sitio web para captar correos electrónicos de visitantes interesados. Ofrecer incentivos como descuentos, guías gratuitas, o acceso a contenido exclusivo a cambio de suscribirse a la lista de correo.

- **Segmentación de Listas:**
    - Segmentar la base de datos según las características del cliente, como su historial de tratamientos, edad, o intereses específicos, para enviar correos electrónicos más personalizados y relevantes.

3.2. Campañas de Email Marketing

- **Boletines Informativos:**
    - Enviar boletines informativos regulares que incluyan actualizaciones sobre la clínica, nuevas ofertas, artículos de blog, y consejos de cuidado de la piel. Mantener el contenido interesante y

valioso para aumentar la tasa de apertura y fidelización.

- **Recordatorios de Citas:**
  - Programar correos electrónicos automáticos que recuerden a los clientes sus próximas citas, así como sugerencias para prepararse para el tratamiento o cuidados posteriores.

- **Promociones Exclusivas:**
  - Ofrecer promociones exclusivas a los suscriptores de la lista de correo, como descuentos especiales o acceso anticipado a nuevos tratamientos. Esto incentiva a los clientes a permanecer en la lista y a estar atentos a las comunicaciones de la clínica.

4. Medición y Optimización de Resultados

4.1. Análisis de Métricas

- **Métricas de Redes Sociales:**
  - Monitorear regularmente métricas como el número de seguidores, tasa de participación, clics en enlaces, y conversiones desde redes sociales.

Herramientas como Instagram Insights o Facebook Analytics pueden proporcionar datos valiosos.

- **Tráfico del Sitio Web**:
    - Utilizar Google Analytics para rastrear el tráfico del sitio web, identificar las fuentes de tráfico más efectivas, y entender el comportamiento de los usuarios en el sitio. Esto ayuda a optimizar el contenido y las campañas de marketing.

- **ROI de Publicidad Digital**:
    - Calcular el retorno de la inversión (ROI) de las campañas publicitarias en redes sociales y Google Ads, comparando el costo de los anuncios con las conversiones generadas (por ejemplo, reservas de citas o ventas de productos).

4.2. Pruebas A/B y Optimización

- **Pruebas A/B en Anuncios**:
    - Realizar pruebas A/B para comparar diferentes versiones de anuncios, como

imágenes, texto, o llamados a la acción, y determinar cuáles son más efectivas en generar clics y conversiones.

- **Optimización Continua**:
  - o Basado en el análisis de datos, realizar ajustes continuos en las estrategias de marketing digital y redes sociales. Esto puede incluir cambios en la segmentación de la audiencia, modificaciones en el contenido, o ajustes en el presupuesto publicitario.

5. Gestión de la Reputación en Línea

5.1. Monitoreo de Reseñas y Comentarios

- **Reseñas en Google y Yelp**:
  - o Monitorear y gestionar activamente las reseñas en plataformas como Google My Business y Yelp. Responder a todas las reseñas, agradeciendo a los clientes por las positivas y abordando constructivamente las negativas.

- **Comentarios en Redes Sociales:**
  - o Estar atento a los comentarios en publicaciones y mensajes directos en

redes sociales. Responder rápidamente para mantener una imagen positiva y demostrar compromiso con la satisfacción del cliente.

5.2. Solicitar Testimonios y Reseñas

- **Solicitar Reseñas a Clientes Satisfechos**:
    - Después de una cita, especialmente si el cliente expresa satisfacción, pedirle que deje una reseña en Google, Yelp, o Facebook. Las reseñas positivas son fundamentales para atraer a nuevos clientes.

- **Destacar Reseñas en el Sitio Web y Redes Sociales**:
    - Compartir las mejores reseñas y testimonios en el sitio web y redes sociales, creando publicaciones que destaquen la experiencia positiva de los clientes y fortalezcan la credibilidad de la clínica.

Las estrategias de marketing digital y redes sociales son esenciales para el éxito de una práctica de dermatología estética en el entorno actual. Al crear una presencia en línea sólida, interactuar eficazmente con el público en redes sociales y optimizar continuamente las campañas de marketing, los profesionales pueden atraer a nuevos clientes y construir una base de clientes leales.

Parte 5: Marketing y Creación de una Práctica Exitosa

Fidelización de Clientes y Recomendaciones

La fidelización de clientes es esencial para el crecimiento sostenible de una práctica clínica, ya que los clientes recurrentes no solo generan ingresos continuos, sino que también son una fuente valiosa de recomendaciones. Las estrategias para fidelizar clientes y fomentar las recomendaciones deben centrarse en ofrecer un servicio excepcional, mantener una comunicación constante y crear programas de incentivos atractivos. A continuación, se describen las estrategias clave para lograr una alta fidelización de clientes y promover la recomendación en una clínica de peelings químicos.

1. Creación de Experiencias de Cliente Excepcionales

1.1. Atención Personalizada

- **Consultas Individualizadas:**

- Ofrecer consultas personalizadas que aborden las necesidades específicas de cada cliente. Esto incluye un análisis detallado de la piel, la recomendación de tratamientos adecuados y un plan de seguimiento personalizado.

- **Trato Cálido y Profesional:**
    - Capacitar al personal para que brinde un trato cálido, atento y profesional en todas las interacciones con los clientes. La primera impresión es crucial, y un trato excepcional desde la primera llamada telefónica hasta el seguimiento post-tratamiento fomenta la lealtad.

- **Reconocimiento de Clientes Frecuentes:**
    - Reconocer y agradecer a los clientes frecuentes por su lealtad, ya sea a través de una simple nota de agradecimiento, descuentos exclusivos o regalos especiales.

1.2. Consistencia en la Calidad del Servicio

- **Estandarización de Procedimientos:**

- Asegurar que todos los tratamientos se realicen con los mismos altos estándares de calidad, independientemente del miembro del equipo que los lleve a cabo. Esto garantiza que cada visita sea una experiencia positiva y consistente para el cliente.

- **Recogida de Retroalimentación:**
    - Implementar encuestas de satisfacción o solicitar retroalimentación después de cada cita. Utilizar esta información para hacer mejoras continuas en los servicios ofrecidos.

1.3. Seguimiento Post-Tratamiento

- **Llamadas de Seguimiento:**
    - Realizar llamadas de seguimiento después de los tratamientos para verificar la satisfacción del cliente, responder preguntas y ofrecer consejos adicionales sobre el cuidado de la piel.

- **Programación de Citas de Seguimiento:**

- Facilitar la programación de citas de seguimiento durante la primera visita, asegurando que el cliente regrese para evaluaciones adicionales o tratamientos complementarios.

2. Programas de Fidelización

2.1. Membresías y Programas de Puntos

- **Membresías Exclusivas:**
    - Crear programas de membresía donde los clientes paguen una cuota mensual o anual a cambio de beneficios exclusivos, como descuentos en tratamientos, productos gratuitos o acceso prioritario a nuevos servicios.

- **Programas de Puntos:**
    - Implementar un sistema de puntos donde los clientes ganen puntos por cada tratamiento o compra realizada, que luego puedan canjear por descuentos, productos gratuitos u otros beneficios. Este tipo de programa incentiva la repetición de las visitas.

2.2. Descuentos y Beneficios por Referidos

- **Descuentos por Referencia**:
  - Ofrecer un descuento o beneficio especial a los clientes que refieran a nuevos pacientes a la clínica. Esto no solo incentiva a los clientes actuales a recomendar la clínica, sino que también atrae a nuevos clientes.

- **Premios por Referidos**:
  - Implementar un sistema de recompensas escalonadas donde los clientes reciban premios más grandes cuanto más referidos exitosos traigan. Por ejemplo, un descuento del 10% por el primer referido, un tratamiento gratuito por el segundo, y así sucesivamente.

2.3. Incentivos por Compras Recurrentes

- **Descuentos por Tratamientos Repetidos**:
  - Ofrecer descuentos a los clientes que reserven múltiples sesiones de tratamientos. Por ejemplo, un 10% de descuento en la tercera sesión o un paquete de tratamiento con un precio reducido.

- **Regalos y Muestras Gratuitas**:
    - Proporcionar muestras gratuitas de productos para el cuidado de la piel o pequeños regalos después de cierto número de visitas. Esto no solo mejora la experiencia del cliente, sino que también promueve la compra de productos.

3. Comunicación Continua y Personalizada

3.1. Boletines y Actualizaciones por Email

- **Boletines Personalizados**:
    - Enviar boletines electrónicos regulares que incluyan contenido personalizado basado en los tratamientos anteriores del cliente, intereses y necesidades de la piel. Esto puede incluir consejos de cuidado de la piel, recomendaciones de productos y promociones especiales.

- **Recordatorios de Citas y Promociones**:
    - Utilizar correos electrónicos para recordar a los clientes sobre citas próximas, promociones especiales o eventos en la clínica. Mantener una

comunicación constante ayuda a mantener a los clientes comprometidos y aumenta la probabilidad de visitas recurrentes.

3.2. Contenido Educativo y de Valor

- **Videos Tutoriales**:
    - Crear y compartir videos educativos sobre el cuidado de la piel, el proceso de recuperación post-tratamiento y la importancia de seguir un régimen de cuidado de la piel adecuado. Esto no solo educa al cliente, sino que también establece a la clínica como una autoridad en el tema.

- **Artículos y Guías**:
    - Publicar artículos y guías en el sitio web o blog de la clínica que aborden preguntas frecuentes, brinden consejos de cuidado de la piel y expliquen en detalle los beneficios de los tratamientos ofrecidos. Este contenido puede ser compartido en redes sociales y boletines.

4. Promoción de Recomendaciones y Testimonios

4.1. Solicitud Activa de Reseñas

- **Solicitar Reseñas Post-Tratamiento**:
    - Después de un tratamiento exitoso, solicitar a los clientes que dejen una reseña en plataformas como Google My Business, Yelp o redes sociales. Proporcionar enlaces directos para facilitar el proceso.

- **Incentivos para Reseñas**:
    - Ofrecer pequeños incentivos, como descuentos o productos gratuitos, a los clientes que dejen reseñas honestas sobre sus experiencias. Esto puede aumentar la cantidad de reseñas positivas y mejorar la reputación en línea de la clínica.

4.2. Utilización de Testimonios en Marketing

- **Destacar Testimonios en el Sitio Web**:
    - Incluir testimonios de clientes satisfechos en el sitio web, especialmente en la página de inicio y en las páginas de servicios. Los testimonios pueden ser presentados en

texto, video o con imágenes de antes y después (con el consentimiento del cliente).

- **Compartir Testimonios en Redes Sociales**:
    - Crear publicaciones en redes sociales que destaquen las experiencias positivas de los clientes, utilizando citas directas, fotos y videos cuando sea posible. Este tipo de contenido genera confianza y es muy compartible.

4.3. Creación de una Comunidad Activa

- **Grupos en Redes Sociales**:
    - Crear un grupo en Facebook o una comunidad en línea donde los clientes puedan interactuar entre ellos, compartir experiencias, y hacer preguntas sobre los tratamientos. Esta comunidad puede ser un lugar valioso para recibir retroalimentación y fomentar la lealtad.

- **Eventos de Agradecimiento a Clientes**:
    - Organizar eventos exclusivos para clientes leales, como jornadas de

puertas abiertas, sesiones educativas, o descuentos especiales. Estos eventos refuerzan la relación con los clientes y les hacen sentir que son parte de una comunidad.

5. Medición y Optimización de la Fidelización

5.1. Análisis de Retención de Clientes

- **Tasa de Retención de Clientes**:
    - Medir la tasa de retención de clientes (porcentaje de clientes que regresan después de su primera visita) para evaluar la efectividad de las estrategias de fidelización. Comparar estos datos en diferentes períodos para identificar tendencias y áreas de mejora.

- **Análisis de la Satisfacción del Cliente**:
    - Implementar encuestas de satisfacción y analizar las respuestas para identificar factores que contribuyen a la lealtad del cliente o que pueden estar causando deserción.

5.2. Optimización de Estrategias

- **Pruebas A/B en Programas de Fidelización**:

- Realizar pruebas A/B para comparar diferentes enfoques en los programas de fidelización, como distintos tipos de recompensas o mensajes de marketing. Utilizar los resultados para optimizar las estrategias en función de lo que mejor funcione.

- **Actualización Continua de Beneficios**:
  - Revisar y actualizar regularmente los beneficios de los programas de fidelización para mantenerlos atractivos y relevantes. Introducir nuevas promociones, ofertas y productos para mantener el interés de los clientes leales.

La fidelización de clientes y la promoción de recomendaciones son fundamentales para el éxito a largo plazo de una práctica de dermatología estética. Al centrarse en ofrecer un servicio de alta calidad, mantener una comunicación constante y personalizada, y crear programas de incentivos atractivos, los profesionales pueden construir una base de clientes leales que no solo regresen repetidamente, sino que también recomienden activamente la clínica a otros.

Parte 6: Casos Clínicos

Presentación de Casos Exitosos

La presentación de casos clínicos exitosos es una herramienta poderosa para demostrar la eficacia de los tratamientos de peelings químicos y para construir confianza con nuevos pacientes y colegas. Los casos clínicos bien documentados no solo destacan los resultados alcanzados, sino que también proporcionan una visión detallada del proceso de tratamiento, incluyendo las evaluaciones previas, las decisiones clínicas y los cuidados post-tratamiento. A continuación, se detallan los componentes clave para la presentación de casos clínicos exitosos en una práctica de dermatología estética.

1. Estructura de la Presentación de Casos Clínicos

1.1. Introducción del Caso

- **Descripción del Paciente**:
    - Presentar los datos demográficos relevantes del paciente, como edad, género, tipo de piel (utilizando la clasificación de Fitzpatrick), y cualquier condición médica relevante que pueda haber influido en el tratamiento.

- **Motivo de Consulta:**
  - Describir la razón principal por la cual el paciente acudió a la consulta, ya sea para tratar una condición específica (como hiperpigmentación, arrugas, cicatrices de acné) o para mejorar la apariencia general de la piel.

- **Historia Clínica Relevante:**
  - Incluir antecedentes médicos y dermatológicos importantes, como alergias, tratamientos previos, uso de medicamentos, y hábitos de vida que pudieran influir en la respuesta al tratamiento.

1.2. Evaluación Inicial y Diagnóstico

- **Evaluación Cutánea:**
  - Describir los hallazgos de la evaluación cutánea inicial, incluyendo la textura de la piel, el tono, la presencia de lesiones o cicatrices, y la elasticidad. Utilizar herramientas de evaluación de la piel, como la dermatoscopia o el análisis digital de la piel, si es relevante.

- **Diagnóstico**:
    - Presentar el diagnóstico clínico basado en la evaluación inicial, y discutir las razones que llevaron a seleccionar un peeling químico como tratamiento adecuado para este paciente en particular.

1.3. Plan de Tratamiento

- **Selección del Tipo de Peeling**:
    - Explicar la elección del tipo de peeling químico (superficial, medio, profundo) y el agente exfoliante específico (ácido glicólico, TCA, fenol, etc.), justificando cómo esta selección se alinea con las necesidades del paciente y el diagnóstico.

- **Protocolo de Tratamiento**:
    - Describir el protocolo exacto seguido durante el tratamiento, incluyendo la preparación previa de la piel, la concentración del agente utilizado, el tiempo de exposición, y las técnicas de aplicación.

- **Consideraciones Especiales**:
    - Mencionar cualquier consideración particular, como la adaptación del protocolo para pieles sensibles, el uso de anestesia, o la combinación de tratamientos (por ejemplo, peelings químicos combinados con microneedling o láser).

1.4. Resultados y Seguimiento

- **Resultados Inmediatos y a Largo Plazo**:
    - Documentar los resultados observados inmediatamente después del tratamiento y en el seguimiento a corto y largo plazo. Utilizar fotos antes y después para ilustrar las mejoras en la textura, el tono, y la apariencia general de la piel.

- **Medición de Resultados**:
    - Incluir métricas objetivas si es posible, como la reducción en el número de manchas hiperpigmentadas, la disminución en la profundidad de arrugas, o la mejora en la elasticidad de la piel.

- **Satisfacción del Paciente**:
    - Describir la percepción del paciente sobre los resultados, incluyendo cualquier comentario sobre su nivel de satisfacción y cómo el tratamiento impactó su confianza y calidad de vida.

1.5. Discusión y Conclusión

- **Análisis de los Resultados**:
    - Analizar por qué el tratamiento fue exitoso, qué factores contribuyeron al resultado positivo, y cómo las decisiones clínicas tomadas durante el proceso influyeron en los resultados.

- **Lecciones Aprendidas**:
    - Discutir cualquier desafío enfrentado durante el tratamiento y las lecciones aprendidas, lo que puede incluir adaptaciones realizadas sobre la marcha o la gestión de expectativas del paciente.

- **Conclusión**:
    - Resumir los resultados del caso y ofrecer recomendaciones para

situaciones clínicas similares en el futuro, destacando la efectividad del tratamiento y la importancia de la personalización del plan terapéutico.

2. Ejemplos de Casos Clínicos Exitosos

2.1. Caso 1: Tratamiento de Hiperpigmentación con Peeling de Ácido Glicólico

- **Paciente**:
    - Mujer de 35 años, fototipo III, que presenta manchas oscuras en el rostro debido a hiperpigmentación postinflamatoria por acné.

- **Plan de Tratamiento**:
    - Se seleccionó un peeling de ácido glicólico al 30% aplicado en 4 sesiones con intervalos de 3 semanas. Se recomendó una rutina de cuidado de la piel con protector solar y un despigmentante tópico a base de hidroquinona.

- **Resultados**:
    - Después de la segunda sesión, se observó una reducción significativa en

la intensidad de las manchas. Al final del tratamiento, el tono de piel se había uniformado notablemente, y el paciente reportó una alta satisfacción con los resultados.

- **Conclusión**:
  - El peeling de ácido glicólico resultó ser un tratamiento eficaz y bien tolerado para la hiperpigmentación en este paciente, con mejoras visibles en un corto período.

2.2. Caso 2: Rejuvenecimiento Facial con Peeling de TCA

- **Paciente**:
  - Hombre de 50 años, fototipo IV, con arrugas moderadas y manchas solares en el rostro, buscando rejuvenecimiento facial.

- **Plan de Tratamiento**:
  - Se realizó un peeling de TCA al 25%, enfocado en la reducción de arrugas y manchas. El tratamiento se realizó en una sola sesión, seguido de un régimen

de hidratación intensiva y protección solar estricta.

- **Resultados**:
  - Una semana después del peeling, el paciente presentó una mejora notable en la textura de la piel y una reducción visible de las manchas solares. Las arrugas se suavizaron considerablemente, y la piel mostró una apariencia más fresca y rejuvenecida.

- **Conclusión**:
  - El peeling de TCA demostró ser altamente efectivo para el rejuvenecimiento facial en un paciente de fototipo IV, con resultados sostenibles observados durante los seguimientos.

2.3. Caso 3: Peeling Profundo con Fenol para Cicatrices de Acné

- **Paciente**:

- Mujer de 40 años, fototipo II, con cicatrices de acné profundas que impactan su autoestima.

- **Plan de Tratamiento**:
    - Se optó por un peeling de fenol, dado el objetivo de tratar cicatrices profundas. El tratamiento se realizó en un entorno controlado, y se proporcionó un seguimiento intensivo para manejar la fase de curación.

- **Resultados**:
    - Tras el proceso de recuperación, que tomó aproximadamente 8 semanas, las cicatrices de acné se redujeron drásticamente, y la textura de la piel mejoró significativamente. El paciente experimentó una mejora notable en su autoestima y calidad de vida.

- **Conclusión**:
    - A pesar del tiempo de recuperación prolongado, el peeling de fenol proporcionó resultados excepcionales en la mejora de cicatrices profundas de

acné, destacando su eficacia en casos severos.

3. Recomendaciones para la Documentación de Casos Clínicos

3.1. Consentimiento del Paciente

- **Consentimiento Informado**:
    - Asegurarse de obtener el consentimiento informado del paciente para utilizar su caso clínico, incluidas las fotos antes y después, en publicaciones o presentaciones. Explicar cómo se utilizará la información y respetar la confidencialidad del paciente.

3.2. Fotografías de Alta Calidad

- **Documentación Visual**:
    - Tomar fotografías de alta calidad antes y después del tratamiento, con condiciones de iluminación constantes y desde ángulos similares para mostrar de manera precisa los cambios en la piel.

- **Etiquetado y Archivo**:

- Etiquetar y archivar correctamente las fotos junto con la historia clínica del paciente para facilitar la recuperación de la información y mantener un registro organizado.

3.3. Publicación y Compartición de Casos

- **Publicación en Revistas y Blogs**:
    - Considerar la publicación de casos clínicos exitosos en revistas especializadas o en el blog de la clínica para compartir conocimientos con otros profesionales y educar a los clientes potenciales.

- **Presentaciones en Congresos**:
    - Utilizar los casos clínicos en presentaciones en congresos y seminarios para compartir experiencias y aprender de otros profesionales en el campo de la dermatología estética.

La presentación de casos clínicos exitosos es una estrategia clave para mostrar la eficacia de los tratamientos y fortalecer la reputación de la clínica. Al documentar y compartir estos casos, los profesionales pueden demostrar su experiencia, atraer nuevos clientes y contribuir al conocimiento colectivo en el campo de la dermatología estética.

Lecciones Aprendidas de Complicaciones en Peelings Químicos

En la práctica de peelings químicos, aunque los resultados suelen ser positivos, es inevitable que en ocasiones surjan complicaciones. Estas complicaciones ofrecen valiosas lecciones que pueden mejorar la práctica clínica y minimizar riesgos futuros. La identificación y el manejo adecuado de estas complicaciones son cruciales para proteger la salud del paciente y la reputación de la clínica. A continuación, se describen casos comunes de complicaciones en peelings químicos y las lecciones aprendidas de cada uno.

1. Hiperpigmentación Postinflamatoria (PIH)

1.1. Caso de Hiperpigmentación en Fototipo IV

- **Descripción del Caso**:

- Paciente de 28 años, fototipo IV, se sometió a un peeling químico superficial con ácido glicólico al 40% para tratar el acné y la hiperpigmentación leve. Dos semanas después del tratamiento, la paciente desarrolló manchas más oscuras en las áreas tratadas.

- **Complicación**:
  - La paciente experimentó hiperpigmentación postinflamatoria (PIH), una complicación común en fototipos altos cuando la piel reacciona de manera exagerada al daño causado por el peeling.

- **Manejo de la Complicación**:
  - Se inició un tratamiento despigmentante con hidroquinona al 2%, acompañado de un régimen estricto de protección solar. Se recomendó evitar la exposición al sol y se realizó un seguimiento cada dos semanas.

- **Lección Aprendida**:

- En pacientes con fototipos altos (IV-VI), es crucial utilizar peelings más suaves y preparar la piel con agentes despigmentantes antes del tratamiento para reducir el riesgo de PIH. Además, la educación del paciente sobre la importancia de la protección solar post-tratamiento es esencial para prevenir la exacerbación de la hiperpigmentación.

2. Quemaduras Químicas

2.1. Caso de Quemadura con Peeling de TCA

- **Descripción del Caso**:
    - Paciente de 45 años, fototipo II, con arrugas moderadas y daño solar severo, recibió un peeling de ácido tricloroacético (TCA) al 35%. Durante el tratamiento, el paciente reportó una sensación de ardor inusual que fue ignorada en el momento.

- **Complicación**:
    - El paciente desarrolló quemaduras de segundo grado en varias áreas del

rostro, con ampollas y una zona de piel decolorada.

- **Manejo de la Complicación**:
    - El tratamiento incluyó la aplicación de compresas frías, un ungüento antibiótico para prevenir infecciones, y un seguimiento riguroso para monitorear la curación. Se derivó al paciente a un dermatólogo para un manejo más especializado.

- **Lección Aprendida**:
    - Es fundamental monitorear de cerca la reacción de la piel durante todo el procedimiento. Ante cualquier signo de reacción inusual, como un ardor intenso o dolor inesperado, se debe interrumpir el tratamiento de inmediato y evaluar la necesidad de neutralizar el ácido o aplicar primeros auxilios. Además, es esencial seleccionar cuidadosamente la concentración de TCA según la sensibilidad de la piel y la experiencia previa del paciente con peelings.

3. Reacción Alérgica Grave

3.1. Caso de Reacción Alérgica a un Peeling de Fenol

- **Descripción del Caso**:
    - Paciente de 50 años, fototipo III, con arrugas profundas y cicatrices de acné, recibió un peeling profundo con fenol. A los pocos minutos de iniciar el tratamiento, el paciente comenzó a experimentar dificultad para respirar y enrojecimiento generalizado.

- **Complicación**:
    - El paciente sufrió una reacción alérgica severa, que evolucionó rápidamente hacia anafilaxia.

- **Manejo de la Complicación**:
    - Se administró epinefrina de inmediato y se llamó a los servicios de emergencia. El paciente fue trasladado a un hospital donde recibió tratamiento adicional y se recuperó completamente.

- **Lección Aprendida**:
    - Antes de realizar peelings con agentes químicos potentes como el fenol, es

crucial realizar una prueba de alergia en una pequeña área de la piel, incluso si el paciente no tiene antecedentes de alergias conocidas. Además, el personal debe estar entrenado en el manejo de emergencias anafilácticas y tener equipo de emergencia (como epinefrina) accesible en todo momento.

4. Cicatrización Anormal

4.1. Caso de Cicatriz Hipertrófica tras Peeling Medio

- **Descripción del Caso:**
    - Paciente de 38 años, fototipo III, con cicatrices superficiales de acné, recibió un peeling de TCA al 25%. Durante el proceso de curación, el paciente desarrolló cicatrices hipertróficas en varias áreas tratadas.

- **Complicación:**
    - Cicatrices hipertróficas, caracterizadas por un engrosamiento excesivo de la piel en las áreas tratadas, con enrojecimiento persistente y sensibilidad.

- **Manejo de la Complicación**:
    - Se inició un tratamiento con corticoides tópicos para reducir la inflamación y la proliferación de colágeno. Se combinó con terapia de presión y masajes suaves para ayudar a aplanar las cicatrices. El paciente también recibió terapia con láser para mejorar la apariencia de las cicatrices.

- **Lección Aprendida**:
    - En pacientes propensos a la cicatrización anormal (queloides o cicatrices hipertróficas), es crucial realizar una evaluación previa rigurosa y considerar la posibilidad de alternativas menos agresivas que los peelings medios o profundos. Además, se debe proporcionar información detallada al paciente sobre los signos tempranos de cicatrización anormal y la importancia de seguir las instrucciones postoperatorias rigurosamente.

5. Infección Post-Peeling

5.1. Caso de Infección Bacteriana tras Peeling Superficial

- **Descripción del Caso**:
    - Paciente de 32 años, fototipo II, se sometió a un peeling superficial con ácido salicílico para tratar el acné. Una semana después del tratamiento, la paciente presentó enrojecimiento, dolor y supuración en varias áreas tratadas.

- **Complicación**:
    - Infección bacteriana en las áreas tratadas, probablemente debido a la ruptura de la barrera cutánea y la falta de cuidados postoperatorios adecuados.

- **Manejo de la Complicación**:
    - Se prescribió un curso de antibióticos tópicos y orales para tratar la infección. Además, se recomendó una limpieza suave diaria de las áreas afectadas y el uso de apósitos estériles.

- **Lección Aprendida**:

- Es vital educar a los pacientes sobre la importancia de mantener una buena higiene post-tratamiento y evitar tocar o rascar las áreas tratadas. Además, se debe seguir un protocolo estricto de limpieza y esterilización en la clínica para prevenir infecciones. Instrucciones detalladas de cuidados postoperatorios deben ser proporcionadas por escrito, y el seguimiento debe ser riguroso.

6. Desempeño de las Expectativas del Paciente

6.1. Caso de Expectativas No Realistas con Peeling Químico

- **Descripción del Caso**:
    - Paciente de 40 años, fototipo II, con líneas finas y daño solar leve, esperaba resultados similares a un lifting quirúrgico después de un peeling medio con TCA al 20%.

- **Complicación**:
    - Insatisfacción del paciente debido a expectativas no realistas sobre los resultados del tratamiento.

- **Manejo de la Complicación:**
    - Se realizó una sesión de seguimiento para discutir los resultados alcanzados y las limitaciones del tratamiento. Se ofreció un plan de tratamiento complementario que incluía microdermoabrasión y terapia con láser para mejorar los resultados, junto con una discusión más profunda sobre lo que es razonable esperar.

- **Lección Aprendida:**
    - Es crucial gestionar las expectativas del paciente desde la consulta inicial. Los profesionales deben ser claros sobre lo que el tratamiento puede y no puede lograr, utilizando imágenes de antes y después y explicaciones detalladas. Un paciente bien informado es más probable que esté satisfecho con los resultados obtenidos.

7. Conclusiones y Mejora Continua

- **Importancia del Seguimiento y la Educación del Paciente:**

- Estas complicaciones subrayan la importancia del seguimiento continuo y la educación del paciente antes, durante y después del tratamiento. Asegurarse de que los pacientes comprendan plenamente el proceso de curación y los cuidados posteriores puede prevenir muchas complicaciones.

- **Capacitación y Preparación del Personal:**
    - La capacitación continua del personal en el manejo de emergencias y la actualización constante de los protocolos de seguridad son esenciales para minimizar riesgos. Además, tener un plan de acción claro para manejar complicaciones es fundamental.

- **Documentación y Aprendizaje:**
    - Documentar todas las complicaciones y los pasos tomados para manejarlas permite un análisis posterior y contribuye a la mejora continua de los procedimientos. Compartir estas experiencias con el equipo y otros profesionales fomenta un enfoque más

seguro y eficaz en la práctica de los peelings químicos.

El manejo adecuado de las complicaciones en peelings químicos es crucial para garantizar la seguridad del paciente y mejorar la práctica clínica. Las lecciones aprendidas de estos casos proporcionan valiosa información que ayuda a prevenir futuros problemas y a perfeccionar las técnicas utilizadas.

Comparación de Resultados Antes y Después en Peelings Químicos

La comparación de resultados antes y después de un peeling químico es una herramienta crucial para demostrar la efectividad del tratamiento y para gestionar las expectativas tanto del paciente como del profesional. La documentación visual y objetiva de los cambios en la piel permite evaluar el éxito del procedimiento y ayuda a comunicar estos resultados a futuros pacientes y a la comunidad médica. A continuación, se presentan las mejores prácticas para realizar y presentar comparaciones de resultados antes y después en peelings químicos.

1. Importancia de la Documentación Visual

1.1. Fotografías de Alta Calidad

- **Consistencia en las Condiciones de Fotografía:**
    - Las fotos antes y después deben tomarse bajo condiciones de iluminación controlada y consistente para asegurar que las comparaciones sean precisas. Idealmente, se debe usar la misma cámara, ángulo, y distancia para todas las tomas.

- **Ángulos y Posicionamiento del Paciente:**
    - Tomar fotos desde varios ángulos (frontal, lateral, y perfil) para capturar completamente los cambios en la piel. El paciente debe estar en la misma posición en todas las fotos para permitir una comparación directa.

- **Uso de Fondo Neutro:**
    - Un fondo neutro y sin distracciones es esencial para enfocarse en los cambios de la piel. Los fondos oscuros o claros uniformes ayudan a resaltar los resultados.

1.2. Utilización de Herramientas de Análisis de Piel

- **Análisis Digital de la Piel**:
    - Utilizar herramientas de análisis digital de la piel, como cámaras multispectrales, para cuantificar los cambios en la textura, pigmentación, y daño solar. Estas herramientas proporcionan datos objetivos que complementan la evidencia visual.

- **Mapeo de Cambios Cutáneos**:
    - Herramientas que mapean la densidad de arrugas, la uniformidad del tono de la piel y la reducción de manchas pueden proporcionar un análisis detallado y gráfico de los resultados.

2. Presentación de Resultados Antes y Después

2.1. Creación de Imágenes Comparativas

- **Montaje de Imágenes Lado a Lado**:
    - Presentar las imágenes antes y después en un formato lado a lado para facilitar la comparación directa. Esto permite a los pacientes y profesionales ver claramente los cambios en áreas específicas de la piel.

- **Anotaciones en las Imágenes**:
    - Incluir anotaciones en las imágenes para destacar las áreas de mejora, como la reducción de manchas, suavización de arrugas, o mejora en la textura de la piel.

2.2. Comparación de Datos Objetivos

- **Antes y Después en Números**:
    - Acompañar las imágenes con datos cuantitativos, como la reducción en la profundidad de arrugas (medida en micrómetros), la disminución en el área de hiperpigmentación (en porcentaje), o la mejora en la elasticidad de la piel (medida por técnicas de elastografía).

- **Tablas Comparativas**:
    - Utilizar tablas que comparen las mediciones de la piel antes y después del tratamiento. Estas tablas pueden incluir parámetros como el número de manchas, la severidad de las arrugas, y la homogeneidad del tono de la piel.

2.3. Testimonios y Percepción del Paciente

- **Incorporación de Testimonios del Paciente**:
    - Añadir testimonios escritos o en video del paciente que expliquen cómo perciben los resultados del tratamiento. Esto añade una dimensión humana a los datos y puede ser muy persuasivo para futuros pacientes.

- **Escalas de Satisfacción**:
    - Incluir escalas de satisfacción (por ejemplo, una escala de 1 a 10) donde los pacientes valoren su satisfacción con los resultados. Estos datos pueden presentarse junto con las imágenes y mediciones.

3. Ejemplos de Comparaciones Antes y Después en Casos Reales

3.1. Tratamiento de Hiperpigmentación

- **Caso:**
    - Paciente de 35 años, fototipo III, con manchas oscuras en el rostro debido a hiperpigmentación postinflamatoria.

- **Tratamiento:**

- Se realizó un peeling de ácido glicólico al 30% en cuatro sesiones con intervalos de tres semanas.

- **Comparación Antes y Después**:
    - Las imágenes lado a lado muestran una notable disminución en la intensidad y tamaño de las manchas oscuras. Las mediciones digitales indican una reducción del 70% en la hiperpigmentación, y el paciente reporta una satisfacción del 9/10.

3.2. Rejuvenecimiento Facial

- **Caso**:
    - Hombre de 50 años, fototipo IV, con arrugas moderadas y manchas solares.

- **Tratamiento**:
    - Peeling de TCA al 25%, aplicado en una sola sesión.

- **Comparación Antes y Después**:
    - Las imágenes muestran una reducción significativa de las arrugas y una mejora en el tono de la piel. Los datos

de elastografía indican un aumento del 30% en la elasticidad de la piel. El paciente califica su satisfacción como 8/10.

3.3. Reducción de Cicatrices de Acné

- **Caso:**
  - Mujer de 40 años, fototipo II, con cicatrices de acné profundas.

- **Tratamiento**:
  - Peeling profundo con fenol, seguido de un régimen intensivo de cuidados post-tratamiento.

- **Comparación Antes y Después**:
  - Las fotos muestran una notable reducción en la profundidad y visibilidad de las cicatrices. Las mediciones muestran una disminución del 60% en la profundidad de las cicatrices, y el paciente informa una mejora del 80% en la textura general de su piel.

4. Lecciones Aprendidas y Mejora Continua

4.1. Importancia de la Comunicación Clara con el Paciente

- **Gestión de Expectativas:**
    - La comparación de resultados antes y después es una herramienta valiosa para gestionar las expectativas del paciente. Antes del tratamiento, mostrar ejemplos de casos anteriores puede ayudar a los pacientes a entender lo que pueden esperar razonablemente.

- **Educación del Paciente:**
    - Utilizar las comparaciones para educar a los pacientes sobre el proceso de curación, la necesidad de múltiples sesiones en algunos casos, y los cuidados post-tratamiento necesarios para mantener los resultados.

4.2. Uso de la Comparación para Mejorar la Práctica Clínica

- **Identificación de Áreas de Mejora:**
    - Revisar las comparaciones antes y después puede ayudar a identificar

áreas donde los resultados no fueron tan efectivos como se esperaba, lo que puede llevar a ajustes en las técnicas de tratamiento o selección de productos.

- **Promoción de la Práctica**:
    o Las imágenes comparativas y datos cuantitativos son herramientas poderosas para la promoción de la clínica en redes sociales, el sitio web, y presentaciones en congresos. Mostrar resultados exitosos puede atraer a nuevos pacientes y reforzar la reputación de la clínica.

5. Documentación y Ética en la Comparación de Resultados

5.1. Consentimiento Informado para Uso de Imágenes

- **Obtención de Consentimiento**:
    o Asegurarse de que los pacientes firmen un consentimiento informado que permita el uso de sus imágenes antes y después para fines educativos y promocionales. Respetar la privacidad

y confidencialidad del paciente es esencial.

5.2. Transparencia y Veracidad

- **Presentación Honesta de Resultados:**
    - Evitar cualquier manipulación de las imágenes o datos que pueda dar una impresión falsa de los resultados. La integridad en la presentación de los casos es fundamental para mantener la confianza del paciente y la comunidad médica.

La comparación de resultados antes y después en peelings químicos es crucial para demostrar la eficacia del tratamiento y para educar tanto a pacientes como a otros profesionales. Siguiendo estas mejores prácticas, los profesionales pueden documentar y comunicar de manera efectiva los cambios logrados, mejorando la satisfacción del paciente y el éxito general de la clínica.

Galería de Imágenes

Fotografías de Antes y Después en Peelings Químicos

La galería de imágenes de antes y después es una de las herramientas más poderosas en la práctica de dermatología estética, ya que proporciona evidencia visual clara de los resultados que pueden lograrse con tratamientos de peelings químicos. Estas imágenes no solo ayudan a los pacientes a entender los posibles resultados, sino que también refuerzan la credibilidad y profesionalismo de la clínica.

1. Importancia de la Galería de Imágenes

1.1. Demostración de Resultados

- **Visualización del Progreso**:
    - Las imágenes de antes y después permiten a los pacientes ver el progreso real logrado a través del tratamiento, lo que es crucial para la toma de decisiones informada.

- **Confianza en la Eficacia del Tratamiento**:
    - Ver los resultados de otros pacientes con condiciones similares genera confianza en la eficacia del tratamiento propuesto, ayudando a convencer a pacientes indecisos.

1.2. Apoyo en la Consulta

- **Herramienta de Comunicación**:
    - Durante la consulta, las imágenes pueden ser utilizadas para explicar lo que se puede esperar del tratamiento, cómo se lleva a cabo el proceso de curación, y los resultados típicos que se pueden lograr.

- **Gestión de Expectativas**:
    - Mostrar ejemplos de casos reales ayuda a establecer expectativas realistas para el paciente, lo que es esencial para la satisfacción final.

2. Requisitos para Fotografías de Alta Calidad

2.1. Preparación y Consistencia

- **Condiciones de Iluminación Controlada**:
    - Las fotografías deben tomarse en condiciones de iluminación constante y controlada para evitar sombras y reflejos que puedan distorsionar la comparación. El uso de luces de estudio con difusores es ideal.

- **Mismo Fondo y Cámara**:

- Mantener el mismo fondo neutral y la misma cámara para todas las fotos asegura que las diferencias observadas se deban al tratamiento y no a variaciones en las condiciones de la fotografía.

2.2. Posicionamiento del Paciente

- **Ángulos Consistentes**:
  - Fotografiar al paciente desde los mismos ángulos en las tomas de antes y después (frontal, perfil izquierdo y derecho) garantiza comparaciones precisas.

- **Marcadores de Posición**:
  - Usar marcadores en el suelo o la silla para asegurar que el paciente esté en la misma posición en cada sesión fotográfica.

2.3. Calidad de Imagen y Resolución

- **Alta Resolución**:
  - Utilizar cámaras de alta resolución para capturar todos los detalles de la piel, lo que es crucial para evaluar mejoras en

la textura, tono, y reducción de arrugas o manchas.

- **Formato Estándar:**
  - Guardar y presentar las imágenes en un formato estándar (como JPEG o PNG) para asegurar la máxima calidad en la reproducción digital y en impresiones.

3. Organización de la Galería de Imágenes

3.1. Categorías de Tratamiento

- **Clasificación por Tipo de Tratamiento:**
  - Organizar las imágenes en categorías según el tipo de peeling químico (superficial, medio, profundo) y el problema cutáneo tratado (hiperpigmentación, arrugas, cicatrices de acné, etc.).

- **Etiquetas Descriptivas:**
  - Acompañar cada conjunto de imágenes con etiquetas descriptivas que incluyan detalles como el tipo de piel (fototipo), la concentración del agente exfoliante, y el número de sesiones realizadas.

3.2. Navegación Fácil

- **Interfaz Intuitiva**:
    - Diseñar la galería en línea de manera que sea fácil de navegar, permitiendo a los usuarios filtrar las imágenes por tratamiento, problema cutáneo o tipo de piel.
- **Zoom y Comparación**:
    - Incluir una función de zoom para permitir a los usuarios examinar los detalles de las imágenes y una herramienta de comparación para ver las imágenes antes y después lado a lado.

4. Ejemplos de Imágenes de Antes y Después

4.1. Tratamiento de Hiperpigmentación

- **Antes**:
    - Mujer de 35 años con manchas marrones en la frente y mejillas, visibles en fotos tomadas bajo luz natural difusa.
- **Después**:

- Después de cuatro sesiones de peeling superficial con ácido glicólico al 30%, las manchas se han aclarado significativamente, con un tono de piel más uniforme.

4.2. Rejuvenecimiento Facial

- **Antes:**
  - Hombre de 50 años con arrugas profundas alrededor de los ojos y la boca, y manchas solares en la frente.

- **Después:**
  - Tras un peeling medio con TCA al 25%, las arrugas se han suavizado notablemente y las manchas solares casi han desaparecido, resultando en un aspecto más rejuvenecido.

4.3. Reducción de Cicatrices de Acné

- **Antes:**
  - Mujer de 28 años con cicatrices de acné en las mejillas, visibles como depresiones y cambios en la textura de la piel.

- **Después**:
  - Luego de un peeling profundo con fenol, las cicatrices se han reducido significativamente, con una superficie de piel más lisa y uniforme.

4.4. Tratamiento de Líneas Finas y Arrugas

- **Antes**:
  - Paciente de 40 años con líneas finas alrededor de los ojos y arrugas leves en la frente.

- **Después**:
  - Después de dos sesiones de peeling químico con ácido láctico, las líneas finas se han suavizado considerablemente y la piel se ve más firme y radiante.

5. Consideraciones Éticas y Legales

5.1. Consentimiento Informado

- **Permiso para Usar Imágenes**:
  - Obtener un consentimiento informado firmado por el paciente que permita el uso de sus imágenes para fines

educativos, promocionales y de marketing. El consentimiento debe especificar dónde y cómo se usarán las imágenes.

5.2. Privacidad del Paciente

- **Protección de Identidad**:
    - En casos donde se requiera preservar la identidad del paciente, se deben emplear técnicas de anonimización, como recortar las imágenes para enfocarse solo en las áreas tratadas o desenfocar rasgos faciales identificables.

5.3. Presentación Honesta

- **Integridad en la Comparación**:
    - Asegurarse de que las imágenes antes y después no estén editadas para mejorar artificialmente los resultados. La honestidad en la presentación es crucial para mantener la confianza del paciente y la integridad profesional.

6. Utilización de la Galería para Marketing y Educación

6.1. Promoción en Sitio Web y Redes Sociales

- **Galería en Línea**:
  - Crear una sección dedicada en el sitio web de la clínica para la galería de imágenes antes y después, optimizada para SEO para atraer a pacientes potenciales interesados en peelings químicos.

- **Compartición en Redes Sociales**:
  - Publicar regularmente imágenes de antes y después en redes sociales, como Instagram y Facebook, con descripciones detalladas de los tratamientos y los resultados obtenidos.

6.2. Herramienta de Educación para Pacientes

- **Uso en Consultas**:
  - Durante la consulta inicial, mostrar ejemplos de casos similares al paciente para educarlo sobre los posibles resultados y el proceso de tratamiento.

- **Incorporación en Materiales Educativos**:
  - Incluir imágenes antes y después en folletos, presentaciones en seminarios

o talleres, y videos educativos para ilustrar los beneficios de los peelings químicos.

La galería de imágenes de antes y después es un recurso invaluable para demostrar la efectividad de los peelings químicos y para educar tanto a pacientes como a otros profesionales. Siguiendo las mejores prácticas para la captura, organización y presentación de estas imágenes, se puede maximizar su impacto y contribuir al éxito y crecimiento de la clínica.

Análisis Detallado de los Resultados

Análisis de Resultados en Peelings Químicos

El análisis detallado de los resultados obtenidos tras un tratamiento de peeling químico es fundamental para evaluar la eficacia del procedimiento, identificar áreas de mejora y proporcionar a los pacientes una comprensión clara de los cambios en su piel. Este análisis no solo ayuda a mejorar la práctica clínica, sino que también es clave para la investigación, el desarrollo de nuevas técnicas, y la personalización de tratamientos futuros. A continuación, se describen los métodos y enfoques para realizar un análisis detallado de los resultados de peelings químicos.

1. Metodología del Análisis de Resultados

1.1. Evaluación Clínica

- **Examen Visual**:
    - Realizar un examen visual exhaustivo antes y después del tratamiento para identificar mejoras en la textura de la piel, uniformidad del tono, reducción de manchas y arrugas, y otros signos visibles de rejuvenecimiento.

- **Técnicas de Palpación**:
    - Utilizar la palpación para evaluar cambios en la elasticidad y firmeza de la piel, especialmente en áreas tratadas con peelings profundos.

1.2. Análisis Cuantitativo

- **Medición de Profundidad de Arrugas**:
    - Utilizar dispositivos de medición de arrugas, como el cutímetro, para cuantificar los cambios en la profundidad de las arrugas antes y después del tratamiento.

- **Evaluación de Hiperpigmentación**:

- o Emplear herramientas de análisis digital de la piel para medir la intensidad y extensión de la hiperpigmentación. Comparar estas mediciones para cuantificar la reducción de manchas.

- **Elasticidad de la Piel**:
    - o Medir la elasticidad de la piel antes y después del tratamiento utilizando un elastómetro. Este dispositivo proporciona datos precisos sobre la mejora en la firmeza cutánea.

1.3. Evaluación del Paciente

- **Encuestas de Satisfacción**:
    - o Realizar encuestas post-tratamiento donde los pacientes valoren su satisfacción con los resultados en una escala de 1 a 10. Preguntar sobre mejoras específicas, como la suavidad de la piel, la reducción de arrugas, y la confianza en su apariencia.

- **Autoevaluación Visual**:

- Pedir a los pacientes que comparen sus fotos de antes y después y describan los cambios que perciben. Esta autoevaluación ayuda a entender la percepción del paciente sobre los resultados.

2. Herramientas y Técnicas para el Análisis de Resultados

2.1. Fotografía Digital Estándar

- **Documentación Sistemática**:
    - Tomar fotografías de alta resolución en momentos clave del tratamiento (antes, inmediatamente después, y durante el seguimiento). Utilizar iluminación controlada y ángulos consistentes para asegurar comparaciones precisas.

- **Software de Comparación de Imágenes**:
    - Utilizar software especializado para alinear y superponer imágenes antes y después, facilitando la observación de mejoras en la textura, tono y otras características de la piel.

2.2. Análisis Digital de la Piel

- **Cámaras Multiespectrales:**
    - Emplear cámaras multiespectrales que capturan imágenes en diferentes longitudes de onda para analizar aspectos específicos de la piel, como la distribución de la melanina, la vascularización, y la estructura colágena.

- **Mapeo de Cambios Cutáneos:**
    - Crear mapas detallados de la piel que muestren las zonas donde se han producido los cambios más significativos, como la reducción de manchas o la mejora en la densidad de colágeno.

2.3. Evaluación Histológica

- **Biopsia de Piel:**
    - En estudios más avanzados o en casos donde se necesita una evaluación profunda, realizar biopsias de la piel antes y después del tratamiento. La evaluación histológica puede revelar

cambios a nivel celular, como el engrosamiento de la epidermis, el aumento de colágeno en la dermis, o la reducción de daño solar.

- **Microscopía de Fluorescencia**:
  - Utilizar microscopía de fluorescencia para analizar la piel a nivel subcelular, evaluando la regeneración celular y la remodelación de la matriz extracelular.

3. Interpretación de Resultados

3.1. Análisis Comparativo

- **Antes y Después**:
  - Comparar sistemáticamente las imágenes, mediciones y autoevaluaciones del paciente para identificar las mejoras logradas en cada caso. Evaluar cómo los resultados se alinean con los objetivos iniciales del tratamiento.

- **Evaluación de Consistencia**:
  - Analizar la consistencia de los resultados entre diferentes pacientes tratados con el mismo tipo de peeling y

bajo las mismas condiciones. Esto ayuda a identificar la reproducibilidad y fiabilidad del tratamiento.

3.2. Identificación de Factores Clave

- **Variables que Influyen en el Éxito:**
  - Identificar factores que hayan contribuido a los resultados positivos, como el tipo de piel del paciente, la concentración del agente químico, o la adhesión a los cuidados post-tratamiento.

- **Factores de Riesgo y Limitaciones:**
  - Evaluar los casos donde los resultados no fueron tan satisfactorios para identificar factores de riesgo, como la sensibilidad de la piel, la presencia de condiciones preexistentes, o la reacción adversa a ciertos productos.

4. Presentación de los Resultados

4.1. Informes Detallados para el Paciente

- **Resumen de Resultados:**

- o Proporcionar un informe claro y detallado al paciente que incluya imágenes antes y después, mediciones cuantitativas, y una interpretación de los resultados. Este informe debe ser comprensible y destacar las mejoras logradas.

- **Recomendaciones Futuras**:
  - o Incluir recomendaciones para tratamientos adicionales o cuidados de mantenimiento según los resultados obtenidos. Esto puede incluir sugerencias para peelings futuros, productos tópicos, o cambios en la rutina de cuidado de la piel.

4.2. Publicación en Estudios y Congresos

- **Estudios de Caso**:
  - o Presentar estudios de caso en revistas científicas o en congresos médicos, utilizando los resultados detallados para contribuir al conocimiento colectivo y compartir mejores prácticas.

- **Comparación con Literatura Existente**:

- Comparar los resultados obtenidos con la literatura existente para evaluar cómo se alinean con las tendencias actuales y si presentan nuevas perspectivas o mejoras en la técnica.

5. Mejora Continua Basada en el Análisis de Resultados

5.1. Ajuste de Protocolos

- **Optimización de Técnicas**:
    - Utilizar los datos obtenidos del análisis de resultados para ajustar y optimizar los protocolos de tratamiento, mejorando la seguridad y efectividad de los peelings químicos.

- **Desarrollo de Nuevas Estrategias**:
    - Basarse en los hallazgos para desarrollar nuevas estrategias de tratamiento, combinando diferentes agentes químicos o técnicas para lograr mejores resultados en casos difíciles.

5.2. Formación y Educación Continuas

- **Capacitación del Personal**:

- o Utilizar los resultados del análisis para capacitar al personal clínico, asegurando que estén al tanto de los mejores enfoques y técnicas basadas en la evidencia.

- **Actualización de Conocimientos**:
  - o Mantenerse actualizado sobre las últimas investigaciones y tecnologías en análisis de piel y peelings químicos para incorporar nuevas prácticas que mejoren los resultados.

El análisis detallado de los resultados en peelings químicos es esencial para asegurar la calidad y efectividad del tratamiento. Al utilizar herramientas avanzadas y métodos de evaluación rigurosos, los profesionales pueden comprender mejor los cambios que ocurren en la piel, optimizar los protocolos de tratamiento, y proporcionar a los pacientes una experiencia más satisfactoria.

Parte 6: Innovaciones y Futuro del Peeling Químico

Nuevas Tecnologías y Productos

Innovaciones Recientes en Agentes Químicos

La dermatología estética ha sido testigo de avances significativos en los agentes químicos utilizados para peelings, con innovaciones que han mejorado la seguridad, la eficacia y la personalización de los tratamientos. Estas nuevas tecnologías y productos no solo han ampliado las opciones de tratamiento disponibles, sino que también han permitido abordar una gama más amplia de problemas cutáneos con mayor precisión y menores efectos secundarios. A continuación, se detallan algunas de las innovaciones más recientes en agentes químicos para peelings.

1. Ácidos Híbridos y Combinaciones Personalizadas

1.1. Ácidos Híbridos

- **Descripción**:
    - Los ácidos híbridos son combinaciones de diferentes tipos de ácidos diseñadas para ofrecer múltiples beneficios en un solo tratamiento. Estos productos combinan propiedades exfoliantes, hidratantes y regenerativas, permitiendo tratar varios problemas cutáneos simultáneamente.
- **Ejemplo de Innovación**:

- **Ácido Mandelobiónico**: Una combinación de ácido mandélico y ácido lactobiónico. El ácido mandélico es un AHA que exfolia suavemente la piel, mientras que el ácido lactobiónico es un PHA con propiedades antioxidantes e hidratantes, lo que lo hace ideal para pieles sensibles y deshidratadas.

- **Beneficios**:
    - Menor irritación y tiempo de recuperación, con la capacidad de tratar la textura, el tono desigual y la hidratación de la piel en un solo tratamiento.

1.2. Peelings Multilayer (Capas Múltiples)

- **Descripción**:
    - Esta técnica utiliza la aplicación secuencial de diferentes ácidos en capas, adaptándose a las necesidades específicas de cada zona de la piel. Los peelings multilayer permiten un control más preciso sobre la profundidad del peeling y los efectos deseados.

- **Ejemplo de Innovación**:
    - **TCA combinado con Ácido Glicólico y Retinoides**: El TCA penetra más profundamente para tratar arrugas y cicatrices, mientras que el ácido glicólico actúa en la superficie, y los retinoides estimulan la renovación celular. Este enfoque secuencial mejora la eficacia general del tratamiento.
- **Beneficios**:
    - Mayor personalización del tratamiento, lo que permite abordar diferentes problemas de la piel en una sola sesión, con un control preciso sobre la intensidad y profundidad del peeling.

2. Ácidos Naturales y Derivados Botánicos

2.1. Ácidos de Origen Natural

- **Descripción**:
    - La demanda de productos más naturales y menos agresivos ha impulsado el desarrollo de peelings químicos que utilizan ácidos derivados de plantas y frutas. Estos ácidos

ofrecen una exfoliación suave y son ideales para pieles sensibles o pacientes que prefieren tratamientos más naturales.

- **Ejemplo de Innovación:**
  - **Ácido Málico y Ácido Tartárico:** Derivados de manzanas y uvas, respectivamente, estos ácidos ofrecen una exfoliación suave con propiedades antioxidantes, ayudando a iluminar la piel y mejorar su textura sin causar irritación significativa.

- **Beneficios:**
  - Menor riesgo de irritación y efectos secundarios, con beneficios adicionales de antioxidación y mejora del brillo de la piel.

2.2. Peelings a Base de Enzimas

- **Descripción:**
  - Los peelings enzimáticos utilizan enzimas naturales para exfoliar la piel de manera más suave en comparación con los ácidos tradicionales. Estos

peelings son especialmente adecuados para pieles sensibles o condiciones específicas como el rosácea.

- **Ejemplo de Innovación**:
  - **Enzimas de Papaya y Piña (Papaína y Bromelina)**: Estas enzimas descomponen las proteínas en la superficie de la piel, eliminando suavemente las células muertas y promoviendo la renovación celular sin causar irritación.

- **Beneficios**:
  - Exfoliación suave sin necesidad de neutralización, ideal para pacientes con pieles reactivas o que buscan tratamientos más suaves y naturales.

3. Ácidos de Liberación Controlada

3.1. Microencapsulación de Ácidos

- **Descripción**:
  - La microencapsulación es una técnica que permite que los ácidos se liberen de manera controlada y sostenida sobre la piel. Esto reduce la irritación y

mejora la eficacia al mantener una concentración constante del agente exfoliante durante más tiempo.

- **Ejemplo de Innovación**:
  - **Ácido Salicílico Microencapsulado**: Este BHA, conocido por su eficacia en el tratamiento del acné y la piel grasa, se libera lentamente, minimizando la irritación y proporcionando resultados duraderos sin la necesidad de aplicaciones frecuentes.

- **Beneficios**:
  - Menor irritación, mayor control sobre la liberación del agente activo, y resultados sostenidos con menos aplicaciones.

3.2. Peelings de Acción Prolongada

- **Descripción**:
  - Estos peelings están formulados para liberar sus ingredientes activos durante un período prolongado, lo que permite una exfoliación gradual que reduce los

riesgos de irritación y facilita la regeneración de la piel.

- **Ejemplo de Innovación**:
    - **Peeling Retinoico de Acción Prolongada**: Este peeling utiliza un retinoide encapsulado que se libera lentamente en la piel, promoviendo la renovación celular y mejorando la textura de la piel con un menor riesgo de descamación y enrojecimiento.

- **Beneficios**:
    - Resultados más uniformes y menos efectos secundarios, ideal para pacientes que requieren una regeneración cutánea más gradual.

4. Peelings Combinados con Ingredientes Antiinflamatorios y Calmantes

4.1. Peelings con Incorporación de Ingredientes Calmantes

- **Descripción**:
    - Los peelings más recientes incorporan ingredientes antiinflamatorios y calmantes como parte de su

formulación para reducir la inflamación y la irritación que pueden ocurrir después de la exfoliación química.

- **Ejemplo de Innovación**:
    - **Ácido Láctico con Aloe Vera y Niacinamida**: El ácido láctico exfolia mientras que el aloe vera hidrata y calma, y la niacinamida reduce la inflamación y mejora la barrera cutánea.

- **Beneficios**:
    - Mayor confort para el paciente durante y después del tratamiento, con un menor tiempo de recuperación y una menor incidencia de efectos secundarios como el enrojecimiento y la irritación.

4.2. Peelings con Propiedades Regenerativas

- **Descripción**:
    - Algunos peelings ahora incluyen ingredientes que no solo exfolian, sino que también promueven la regeneración de la piel, como péptidos

o factores de crecimiento. Estos ingredientes ayudan a acelerar la reparación cutánea y mejorar los resultados.

- **Ejemplo de Innovación**:
    o **Peeling con Péptidos de Cobre y Ácido Hialurónico**: Mientras el peeling químico exfolia, los péptidos de cobre promueven la síntesis de colágeno y el ácido hialurónico hidrata y mejora la elasticidad de la piel.

- **Beneficios**:
    o Resultados más rápidos y duraderos, con un enfoque holístico en la salud y regeneración de la piel.

5. Peelings Específicos para Fototipos Altos y Pieles Sensibles

5.1. Peelings Adaptados a Fototipos Altos

- **Descripción**:
    o La innovación en peelings para fototipos altos (IV-VI) se ha centrado en desarrollar formulaciones que minimicen el riesgo de

hiperpigmentación postinflamatoria y otros efectos adversos.

- **Ejemplo de Innovación**:
    - **Peeling de Ácido Fítico con Ácido Kójico**: El ácido fítico actúa como un exfoliante suave y despigmentante, mientras que el ácido kójico inhibe la tirosinasa, reduciendo la producción de melanina y minimizando el riesgo de hiperpigmentación.

- **Beneficios**:
    - Mayor seguridad y eficacia en el tratamiento de fototipos altos, con un menor riesgo de efectos secundarios comunes como la hiperpigmentación.

5.2. Peelings para Pieles Reactivas y Sensibles

- **Descripción**:
    - Estos peelings están diseñados específicamente para pieles que reaccionan con facilidad, utilizando ácidos más suaves y formulaciones que incluyen ingredientes calmantes y antiinflamatorios.

- **Ejemplo de Innovación**:
  - **Peeling de Ácido Mandélico con Extracto de Regaliz**: El ácido mandélico, un AHA de gran tamaño molecular, penetra la piel más lentamente, reduciendo la irritación, mientras que el extracto de regaliz actúa como un calmante natural.
- **Beneficios**:
  - Permite a las personas con piel sensible disfrutar de los beneficios de los peelings químicos con un riesgo mínimo de irritación o efectos adversos.

Las innovaciones recientes en agentes químicos para peelings han expandido significativamente las opciones disponibles para tratar diversas afecciones cutáneas, permitiendo tratamientos más personalizados, seguros y efectivos. Estas nuevas formulaciones y técnicas ofrecen una mayor versatilidad en el tratamiento de diferentes tipos de piel y problemas específicos, marcando un futuro prometedor para el uso de peelings químicos en la dermatología estética.

Nuevas Tecnologías y Productos

Desarrollo de Productos Personalizados para Peelings Químicos

La personalización en dermatología estética está cobrando cada vez más relevancia, y los peelings químicos no son la excepción. La posibilidad de crear productos personalizados que se adapten a las necesidades específicas de cada paciente marca un avance significativo en la efectividad y seguridad de los tratamientos. Esta personalización abarca desde la formulación de agentes químicos específicos hasta la creación de protocolos de tratamiento adaptados a las características individuales de la piel del paciente. A continuación, se detallan los enfoques actuales y futuros para el desarrollo de productos personalizados en peelings químicos.

1. Fundamentos de la Personalización en Peelings Químicos

1.1. Importancia de la Personalización

- **Respuesta Individual de la Piel**:
    - Cada persona tiene una composición y reactividad cutánea única, influenciada por factores genéticos, ambientales, y de estilo de vida. Personalizar los

peelings químicos permite maximizar los beneficios y minimizar los riesgos, adaptando el tratamiento a las necesidades específicas de la piel del paciente.

- **Eficacia y Seguridad**:
  - Los productos personalizados permiten ajustar las concentraciones de los agentes activos, combinarlos adecuadamente, y seleccionar los ingredientes que mejor se adapten a la condición específica de la piel, como sensibilidad, tipo de piel (seca, grasa, mixta), y problemas cutáneos particulares (acné, hiperpigmentación, arrugas).

1.2. Evaluación y Diagnóstico Personalizado

- **Análisis Digital Avanzado de la Piel**:
  - Utilizar herramientas de diagnóstico digital, como análisis multispectral o imágenes de alta resolución, permite evaluar con precisión las características de la piel del paciente, identificando áreas que requieren tratamiento

específico, como manchas, arrugas, poros dilatados, y daños por el sol.

- **Perfil Genético y Biomarcadores:**
    - En un futuro cercano, los perfiles genéticos y los biomarcadores podrían desempeñar un papel importante en la personalización de peelings químicos, permitiendo predecir la respuesta de la piel a ciertos tratamientos y ajustar las formulaciones en consecuencia.

2. Personalización en la Formulación de Productos

2.1. Creación de Peelings a Medida

- **Formulación Personalizada en Clínica:**
    - Algunas clínicas avanzadas ofrecen la posibilidad de formular peelings químicos personalizados en el lugar, combinando diferentes ácidos y ajustando las concentraciones según la evaluación en tiempo real de la piel del paciente. Esto permite una adaptación inmediata y precisa del tratamiento.
- **Uso de Kits Modulares:**

- Los kits modulares permiten a los profesionales combinar diferentes agentes químicos en proporciones personalizadas. Estos kits suelen incluir ácidos como el glicólico, salicílico, mandélico, y retinoico, así como agentes calmantes y neutralizantes para ajustar la agresividad del peeling.

2.2. Personalización Basada en Ingredientes Activos

- **Selección de Ácidos Según el Tipo de Piel:**
  - Para pieles sensibles, se pueden seleccionar ácidos más suaves como el láctico o mandélico, mientras que para pieles más resistentes o con problemas severos como cicatrices de acné, se puede optar por ácidos más fuertes como el TCA o el fenol.

- **Incorporación de Ingredientes Específicos:**
  - Incorporar ingredientes adicionales como antioxidantes, péptidos, o factores de crecimiento en la formulación del peeling puede potenciar los efectos del tratamiento y mejorar la regeneración de la piel. Por ejemplo, añadir ácido hialurónico

puede ayudar a mantener la hidratación y minimizar la irritación.

3. Protocolos de Tratamiento Personalizados

3.1. Adaptación del Protocolo Según la Respuesta Cutánea

- **Ajuste de la Frecuencia y la Intensidad**:
    - Personalizar no solo la formulación, sino también la frecuencia y la intensidad del tratamiento, según la respuesta de la piel del paciente. Por ejemplo, algunos pacientes pueden beneficiarse de sesiones más frecuentes con peelings suaves, mientras que otros pueden necesitar menos sesiones con peelings más intensos.

- **Protocolos en Capas (Layering)**:
    - El uso de protocolos en capas permite aplicar diferentes ácidos en distintas áreas de la piel o en diferentes etapas de una sola sesión. Esto es particularmente útil para tratar múltiples problemas cutáneos al mismo tiempo, como

hiperpigmentación en una zona y arrugas en otra.

3.2. Incorporación de Tratamientos Complementarios

- **Combinación con Tecnología Avanzada:**
  - Integrar los peelings personalizados con otras tecnologías como el láser, la microdermoabrasión, o la terapia con luz pulsada intensa (IPL) puede mejorar los resultados. Estos tratamientos combinados se personalizan según la condición específica del paciente.

- **Cuidado Post-Tratamiento Personalizado:**
  - Proporcionar un régimen de cuidado post-tratamiento personalizado es esencial para maximizar los resultados y minimizar los efectos secundarios. Esto incluye el uso de cremas calmantes, hidratantes específicos, y protectores solares adaptados al tipo de piel y al tipo de peeling realizado.

4. Innovaciones Futuras en Personalización de Peelings Químicos

4.1. Inteligencia Artificial y Algoritmos Predictivos

- **Desarrollo de Algoritmos Personalizados:**

  o El uso de inteligencia artificial (IA) para analizar datos de la piel y predecir la respuesta al tratamiento es una innovación que promete revolucionar la personalización de peelings químicos. Algoritmos basados en grandes volúmenes de datos pueden ayudar a diseñar formulaciones y protocolos específicos para cada paciente, optimizando la seguridad y eficacia del tratamiento.

- **Plataformas de IA en Diagnóstico y Formulación:**

  o Plataformas de IA pueden integrarse con dispositivos de análisis cutáneo para proporcionar recomendaciones en tiempo real sobre la formulación del peeling, ajustando los componentes según las características únicas de la piel del paciente.

4.2. Bioimpresión y Nanotecnología

- **Peelings Personalizados con Nanopartículas:**

- o La nanotecnología permite crear peelings con nanopartículas que pueden penetrar más profundamente en la piel y liberar los agentes activos de manera controlada, mejorando la eficacia y reduciendo la irritación.

- **Bioimpresión de Parches Personalizados**:
  - o La bioimpresión podría utilizarse para crear parches personalizados que contengan la formulación exacta del peeling químico, diseñada para tratar áreas específicas de la piel del paciente. Estos parches podrían aplicarse directamente sobre la piel, ofreciendo una aplicación más precisa y controlada.

5. Ejemplos de Casos de Personalización en Peelings Químicos

5.1. Caso de Piel Sensible con Rosácea

- **Descripción**:
  - o Paciente de 40 años con rosácea y piel extremadamente sensible, en busca de un tratamiento para mejorar la textura

y reducir la visibilidad de vasos sanguíneos superficiales.

- **Personalización**:
    - Se formuló un peeling suave con ácido láctico al 10% combinado con extracto de regaliz y niacinamida para calmar la piel. Se utilizaron capas ligeras aplicadas en sesiones semanales para minimizar la irritación.

- **Resultados**:
    - Después de seis semanas, la paciente presentó una mejora significativa en la textura de la piel, con una reducción en el enrojecimiento y mayor uniformidad en el tono de la piel, sin experimentar brotes de rosácea.

5.2. Caso de Hiperpigmentación en Fototipo Alto

- **Descripción**:
    - Paciente de 35 años, fototipo V, con manchas oscuras debido a hiperpigmentación postinflamatoria tras acné.

- **Personalización**:

- - Se desarrolló un peeling personalizado que combinaba ácido kójico y fítico al 15%, complementado con vitamina C estabilizada para mejorar la luminosidad de la piel y reducir la producción de melanina.

- **Resultados**:
    - Después de cuatro sesiones, las manchas se aclararon notablemente sin desarrollar hiperpigmentación postinflamatoria adicional, y el tono de piel del paciente se volvió más uniforme.

6. Consideraciones Éticas y de Seguridad en la Personalización

6.1. Consentimiento Informado

- **Comunicación Clara**:
    - Es esencial que los pacientes comprendan los beneficios y los riesgos de utilizar un tratamiento personalizado. El consentimiento informado debe incluir una explicación detallada del proceso de

personalización y las expectativas de los resultados.

6.2. Pruebas y Regulación

- **Seguridad y Eficacia**:
    - Asegurarse de que los ingredientes y combinaciones utilizadas en peelings personalizados estén respaldados por estudios clínicos que demuestren su seguridad y eficacia. Esto es particularmente importante cuando se desarrollan formulaciones en la clínica.

- **Cumplimiento Normativo**:
    - Cumplir con las normativas locales y internacionales para el desarrollo y uso de productos personalizados, asegurando que todos los componentes utilizados estén aprobados y sean seguros para el uso en tratamientos estéticos.

El desarrollo de productos personalizados para peelings químicos representa un avance significativo en la dermatología estética, permitiendo tratamientos más efectivos, seguros y adaptados a las necesidades individuales de los pacientes. A través de la personalización, los profesionales pueden ofrecer resultados superiores y mejorar la experiencia del paciente, al mismo tiempo que se mantienen a la vanguardia de la innovación en la industria.

Desarrollo de Productos Personalizados para Peelings Químicos

El desarrollo de productos personalizados es una tendencia creciente en la dermatología estética, especialmente en el ámbito de los peelings químicos. Esta personalización permite adaptar los tratamientos a las necesidades específicas de cada paciente, ofreciendo soluciones más efectivas y seguras. A medida que la tecnología avanza, las posibilidades de crear productos completamente personalizados están revolucionando la práctica clínica. A continuación, se exploran los enfoques y tecnologías actuales y emergentes para el desarrollo de productos personalizados en peelings químicos.

1. Fundamentos del Desarrollo de Productos Personalizados

1.1. Importancia de la Personalización

- **Adaptación a las Necesidades Únicas del Paciente:**

- Cada piel es única, con diferentes sensibilidades, tipos, y problemas específicos. Los peelings químicos personalizados permiten adaptar las formulaciones para abordar estos aspectos individuales, maximizando la eficacia y minimizando los riesgos.

- **Eficacia Mejorada:**
    - Al personalizar la concentración y la combinación de ingredientes activos, los tratamientos pueden ser más eficaces en tratar condiciones específicas como el acné, la hiperpigmentación, las arrugas o la falta de luminosidad.

1.2. Evaluación y Diagnóstico Individualizado

- **Análisis Cutáneo Avanzado:**
    - Utilizar herramientas como análisis de la piel digital, dermatoscopia y análisis multispectral permite obtener una visión detallada de las características de la piel del paciente. Esto incluye la evaluación de la textura, el tono, la hidratación, y la presencia de lesiones o pigmentación.

- **Historia Clínica Personalizada**:
    - Un historial clínico detallado que incluya la sensibilidad de la piel, alergias, y tratamientos previos es esencial para formular un peeling químico seguro y efectivo.

2. Creación de Formulaciones Personalizadas

2.1. Formulación en Clínica

- **Peelings a Medida**:
    - Algunas clínicas ofrecen la posibilidad de formular peelings directamente en el lugar, ajustando las concentraciones de los ácidos según la evaluación en tiempo real de la piel del paciente. Esto permite una personalización precisa que se adapta a las necesidades inmediatas de la piel.

- **Combinación de Ácidos**:
    - Dependiendo de la condición de la piel, se pueden combinar diferentes tipos de ácidos como el ácido glicólico, salicílico, láctico, y mandélico en proporciones personalizadas. Por

ejemplo, una piel con acné podría beneficiarse de una combinación de ácido salicílico y glicólico, mientras que una piel hiperpigmentada podría necesitar ácido kójico combinado con ácido fítico.

2.2. Uso de Ingredientes Activos Complementarios

- **Añadido de Antioxidantes y Péptidos:**
  - Incorporar antioxidantes como la vitamina C o E, así como péptidos que promuevan la regeneración celular, puede potenciar los beneficios del peeling. Estos ingredientes ayudan a proteger la piel durante el proceso de exfoliación y aceleran la recuperación.

- **Ingredientes Calmantes y Hidratantes:**
  - Para pieles sensibles o reactivas, se pueden incluir ingredientes como el aloe vera, ácido hialurónico, y niacinamida, que ayudan a reducir la inflamación y mantener la hidratación durante y después del tratamiento.

2.3. Tecnología de Liberación Controlada

- **Microencapsulación**:
    - La microencapsulación permite una liberación controlada y gradual de los ácidos y otros ingredientes activos, lo que reduce la irritación y permite una exfoliación más uniforme. Esta tecnología es especialmente útil para pieles sensibles o en tratamientos donde se requiere un control preciso de la penetración del agente químico.

- **Nanotecnología**:
    - El uso de nanopartículas en la formulación de peelings permite una penetración más profunda y uniforme de los ingredientes activos, mejorando la eficacia del tratamiento y minimizando el riesgo de irritación en la superficie de la piel.

3. Proceso de Desarrollo y Personalización

3.1. Consulta Inicial y Diagnóstico

- **Evaluación Completa de la Piel**:
    - Durante la consulta inicial, se realiza un análisis exhaustivo de la piel utilizando

herramientas diagnósticas avanzadas. Se discuten las preocupaciones del paciente y se evalúa la mejor combinación de ácidos y activos según su tipo de piel y objetivos.

- **Plan de Tratamiento Personalizado:**
    - Con base en el diagnóstico, se desarrolla un plan de tratamiento que incluye la formulación personalizada del peeling, la frecuencia de las sesiones, y los cuidados posteriores necesarios. Este plan es único para cada paciente y se ajusta en función de la respuesta de la piel a lo largo del tratamiento.

3.2. Formulación y Preparación

- **Preparación en el Laboratorio o Clínica:**
    - La formulación personalizada puede prepararse en un laboratorio asociado o directamente en la clínica, asegurando que los ingredientes se mezclen en las proporciones correctas y que la concentración sea la adecuada para el tipo de piel del paciente.

- **Pruebas de Tolerancia:**
  - Antes de la aplicación completa, se realiza una prueba de tolerancia en una pequeña área de la piel para asegurar que la formulación es bien tolerada por el paciente y no provoca reacciones adversas.

3.3. Aplicación y Seguimiento

- **Aplicación Controlada:**
  - La aplicación del peeling se realiza bajo supervisión médica, asegurando que se sigue el protocolo personalizado al pie de la letra. Se monitorea la reacción de la piel durante el tratamiento para hacer ajustes si es necesario.

- **Seguimiento Post-Tratamiento:**
  - Después del tratamiento, se realiza un seguimiento regular para evaluar la respuesta de la piel y realizar ajustes en el régimen de cuidado de la piel, si es necesario. Este seguimiento es crucial para asegurar resultados óptimos y gestionar cualquier posible efecto secundario.

4. Innovaciones Futuras en Personalización

4.1. Inteligencia Artificial y Análisis de Datos

- **IA para Diagnóstico y Formulación**:
    - La inteligencia artificial está comenzando a jugar un papel clave en la personalización de tratamientos. Sistemas basados en IA pueden analizar datos de la piel y del historial del paciente para recomendar formulaciones óptimas y prever la respuesta de la piel, optimizando así los resultados del peeling.

- **Plataformas Digitales para la Personalización**:
    - Plataformas digitales que conectan dispositivos de análisis de piel con laboratorios de formulación permiten una personalización aún más precisa y en tiempo real, adaptando las formulaciones según los cambios en la piel del paciente.

4.2. Bioimpresión y Tecnologías de Aplicación Avanzada

- **Parches Bioimpresos Personalizados**:

- La bioimpresión permite la creación de parches personalizados que contienen la formulación exacta del peeling necesario para áreas específicas de la piel. Estos parches pueden diseñarse para liberar los ingredientes activos de manera controlada, proporcionando un tratamiento más preciso y menos invasivo.

- **Nanotecnología para Personalización Avanzada:**

    - La nanotecnología permite crear partículas ultrafinas que penetran de manera más efectiva en la piel, llevando los ingredientes activos directamente a las capas donde son más necesarios. Esto permite una personalización no solo en la formulación, sino también en la entrega de los activos a nivel celular.

5. Consideraciones Éticas y de Seguridad

5.1. Pruebas y Seguridad

- **Validación Científica:**

- Es crucial que cualquier formulación personalizada esté respaldada por datos científicos que validen su seguridad y eficacia. Esto incluye ensayos clínicos y pruebas de estabilidad que aseguren que los productos son seguros para el uso previsto.

- **Consentimiento Informado:**
  - Los pacientes deben ser informados claramente sobre los beneficios y posibles riesgos asociados con los tratamientos personalizados. Un consentimiento informado detallado es esencial para garantizar que los pacientes comprendan plenamente el proceso y las expectativas.

5.2. Regulaciones y Cumplimiento

- **Cumplimiento Normativo:**
  - Los productos personalizados deben cumplir con todas las normativas locales e internacionales aplicables. Esto incluye la certificación de los laboratorios que producen los ingredientes, así como la aprobación

de las formulaciones por parte de las autoridades de salud.

- **Monitoreo y Ajuste Continuo**:
  - Dado que cada piel puede reaccionar de manera diferente, es fundamental monitorear de cerca la respuesta del paciente a los productos personalizados y estar preparado para hacer ajustes según sea necesario.

El desarrollo de productos personalizados para peelings químicos representa una frontera emocionante en la dermatología estética, ofreciendo tratamientos que se adaptan de manera precisa a las necesidades de cada paciente. Este enfoque permite no solo mejorar la eficacia de los tratamientos, sino también reducir los riesgos y mejorar la satisfacción del paciente. A medida que la tecnología avanza, la personalización se convertirá en una práctica estándar, permitiendo a los profesionales ofrecer tratamientos altamente especializados que maximicen los resultados y minimicen los efectos secundarios.

Investigación en Peeling Químico

Estudios Clínicos Recientes

La investigación en peelings químicos continúa avanzando, con estudios clínicos recientes que han explorado nuevas formulaciones, técnicas de aplicación, y combinaciones de tratamientos para mejorar la seguridad, eficacia y satisfacción del paciente. Estos estudios no solo contribuyen a la evolución de los peelings químicos, sino que también ofrecen datos valiosos para guiar la práctica clínica y optimizar los resultados. A continuación, se presenta un resumen de los estudios clínicos más recientes y relevantes en el campo de los peelings químicos.

1. Eficacia Comparativa de Diferentes Ácidos en Peelings Químicos

1.1. Estudio Comparativo entre Ácido Glicólico y Ácido Mandélico

- **Objetivo del Estudio**:
    - Evaluar la eficacia y seguridad del ácido glicólico versus el ácido mandélico en el tratamiento de hiperpigmentación postinflamatoria en pieles de fototipos altos (IV-VI).

- **Diseño del Estudio**:
    - Un estudio aleatorizado de doble ciego con 60 participantes divididos en dos

grupos, cada uno recibiendo peelings con ácido glicólico al 30% o ácido mandélico al 20% durante un período de 12 semanas.

- **Resultados**:
  - Ambos ácidos mostraron una reducción significativa en la hiperpigmentación, pero el ácido mandélico resultó ser mejor tolerado, con menos informes de irritación y eritema. El ácido glicólico fue más eficaz en la mejora de la textura general de la piel.

- **Conclusión**:
  - El ácido mandélico es una opción preferible para pacientes con pieles más oscuras debido a su perfil de seguridad superior, mientras que el ácido glicólico puede ser más beneficioso para pacientes que buscan mejoras adicionales en la textura de la piel.

1.2. Estudio sobre el Uso de Ácido Tricloroacético (TCA) y Fenol para el Rejuvenecimiento Facial

- **Objetivo del Estudio**:
    - Comparar la eficacia y los efectos secundarios del ácido tricloroacético (TCA) al 35% y el fenol al 88% en el tratamiento de arrugas profundas y daño solar severo.

- **Diseño del Estudio**:
    - Un ensayo clínico con 50 participantes que recibieron peelings faciales con TCA o fenol, seguidos de un seguimiento durante 6 meses para evaluar la reducción de arrugas y la aparición de efectos secundarios.

- **Resultados**:
    - Ambos tratamientos mostraron una mejora significativa en la reducción de arrugas profundas, con el fenol ofreciendo resultados más duraderos. Sin embargo, el fenol estuvo asociado con un mayor riesgo de complicaciones, como hiperpigmentación y cicatrización.

- **Conclusión**:

- El fenol sigue siendo la opción preferida para pacientes que buscan una mejora dramática y duradera en las arrugas profundas, aunque con un mayor riesgo de efectos secundarios. El TCA es una alternativa más segura para aquellos que desean un equilibrio entre eficacia y seguridad.

2. Innovaciones en Técnicas de Aplicación

2.1. Estudio sobre Peelings en Capas Múltiples (Layering Technique)

- **Objetivo del Estudio:**
  - Evaluar la eficacia y seguridad de la técnica de peelings en capas múltiples, utilizando diferentes ácidos aplicados en secuencia, en comparación con un solo agente químico.

- **Diseño del Estudio:**
  - Un estudio controlado con 40 participantes que recibieron peelings con ácidos combinados (ácido salicílico seguido de ácido láctico) o un solo agente químico (ácido salicílico) durante 8 semanas.

- **Resultados**:
    - La técnica de capas múltiples mostró una mejora superior en la textura y tono de la piel, con una reducción significativa de las lesiones de acné y la hiperpigmentación, sin aumentar los efectos secundarios.

- **Conclusión**:
    - La técnica de peelings en capas múltiples es más efectiva que el uso de un solo agente, ofreciendo resultados más completos en términos de mejora de la piel sin comprometer la seguridad del paciente.

2.2. Estudio sobre Peelings de Liberación Controlada

- **Objetivo del Estudio**:
    - Evaluar la eficacia de los peelings de liberación controlada, en los que los ácidos se liberan gradualmente para minimizar la irritación y mejorar la penetración uniforme.

- **Diseño del Estudio**:

- o Un estudio clínico con 30 participantes que recibieron peelings con ácido salicílico microencapsulado y ácido glicólico estándar, comparando la irritación, la mejora en el acné y la uniformidad del tono de la piel.

- **Resultados**:
  - o El peeling de liberación controlada mostró una reducción significativa en la irritación post-peeling y una mejora más uniforme en la apariencia de la piel, con resultados visibles más sostenibles en el tiempo.

- **Conclusión**:
  - o Los peelings de liberación controlada representan una innovación importante en la mejora de la seguridad y la eficacia, especialmente en pacientes con piel sensible o condiciones que requieren una penetración más profunda y uniforme.

3. Peelings Combinados con Otros Tratamientos

3.1. Estudio sobre la Combinación de Peelings Químicos y Láser de CO2 Fraccionado

- **Objetivo del Estudio:**
  - Evaluar la sinergia entre los peelings químicos (ácido tricloroacético) y el láser de CO_2 fraccionado en el tratamiento de cicatrices de acné.

- **Diseño del Estudio:**
  - Un ensayo clínico aleatorizado con 45 participantes que recibieron tratamiento con TCA seguido de láser de CO_2 fraccionado, comparado con un grupo que solo recibió tratamiento con láser.

- **Resultados:**
  - El grupo que recibió la combinación de tratamientos mostró una mayor mejora en la reducción de cicatrices de acné, con una regeneración cutánea más rápida y un menor tiempo de inactividad en comparación con el grupo que solo recibió láser.

- **Conclusión:**
  - La combinación de peelings químicos con láser de CO_2 fraccionado ofrece

resultados superiores en el tratamiento de cicatrices de acné, combinando los beneficios de la exfoliación química con la remodelación dérmica profunda del láser.

3.2. Estudio sobre Peelings y Terapia con Retinoides

- **Objetivo del Estudio**:
  - Evaluar los efectos de la combinación de peelings químicos con terapia tópica con retinoides en el tratamiento de envejecimiento cutáneo.

- **Diseño del Estudio**:
  - Un ensayo con 50 participantes que recibieron peelings de ácido retinoico junto con la aplicación diaria de retinoides tópicos, comparado con un grupo que solo utilizó retinoides tópicos.

- **Resultados**:
  - La combinación de peelings con retinoides mostró una mejora más rápida y significativa en la reducción de arrugas finas, manchas solares, y la

textura general de la piel, sin aumentar significativamente los efectos secundarios.

- **Conclusión**:
    - La terapia combinada de peelings químicos y retinoides es altamente efectiva para el rejuvenecimiento facial, ofreciendo mejoras más rápidas y completas en comparación con el uso de retinoides solos.

4. Seguridad y Manejo de Complicaciones

4.1. Estudio sobre la Seguridad de Peelings en Fototipos Altos

- **Objetivo del Estudio**:
    - Evaluar la seguridad y eficacia de peelings con ácido kójico y fítico en fototipos IV-VI, con un enfoque en la prevención de hiperpigmentación postinflamatoria.

- **Diseño del Estudio**:
    - Un estudio con 30 participantes de fototipos altos que recibieron peelings con ácido kójico y fítico durante 12

semanas, con seguimiento para detectar signos de hiperpigmentación postinflamatoria y evaluar la uniformidad del tono de la piel.

- **Resultados**:
    o Los peelings fueron bien tolerados en la mayoría de los participantes, con una baja incidencia de hiperpigmentación postinflamatoria y una mejora notable en la uniformidad del tono de la piel.

- **Conclusión**:
    o Los peelings con ácido kójico y fítico son seguros y efectivos para su uso en fototipos altos, ofreciendo una opción viable para tratar la hiperpigmentación en estos tipos de piel sin aumentar significativamente el riesgo de complicaciones.

4.2. Estudio sobre el Manejo de Complicaciones Post-Peeling

- **Objetivo del Estudio**:
    o Identificar los factores de riesgo y las mejores prácticas para el manejo de

complicaciones comunes después de peelings químicos, como la hiperpigmentación y la cicatrización anormal.

- **Diseño del Estudio**:
  - Un análisis retrospectivo de 100 casos de complicaciones post-peeling, evaluando el tipo de peeling, la preparación de la piel, el manejo post-tratamiento y el tiempo de recuperación.

- **Resultados**:
  - El estudio identificó que la preparación inadecuada de la piel y la falta de adherencia a los cuidados post-peeling son los principales factores de riesgo para complicaciones. La intervención temprana con agentes despigmentantes y corticoides tópicos fue efectiva en la mayoría de los casos para manejar las complicaciones.

- **Conclusión**:
  - La preparación adecuada y la educación del paciente son cruciales

para minimizar las complicaciones post-peeling, y un manejo temprano y proactivo es clave para prevenir problemas más graves.

Los estudios clínicos recientes en peelings químicos han ampliado nuestro conocimiento sobre la eficacia, seguridad y aplicaciones de estos tratamientos, ofreciendo nuevas perspectivas para mejorar la práctica clínica. Estos estudios subrayan la importancia de la personalización del tratamiento, la combinación con otras terapias y el manejo adecuado de las complicaciones para maximizar los beneficios y minimizar los riesgos.

Innovaciones y Futuro del Peeling Químico

Perspectivas Futuras y Posibles Avances en Peelings Químicos

El campo de los peelings químicos, aunque ya bien establecido, continúa evolucionando con la incorporación de nuevas tecnologías, técnicas y conocimientos científicos. Las perspectivas futuras apuntan a un perfeccionamiento de los tratamientos existentes, así como al desarrollo de nuevas opciones terapéuticas que mejoren la eficacia, la seguridad y la personalización. A continuación, se exploran las tendencias emergentes y los posibles avances que podrían definir el futuro de los peelings químicos.

1. Personalización Avanzada y Medicina de Precisión

1.1. Uso de Inteligencia Artificial (IA) y Big Data

- **Diagnóstico y Formulación Personalizada:**
    - La inteligencia artificial y el análisis de big data están comenzando a desempeñar un papel crucial en la personalización de los peelings químicos. Sistemas de IA pueden analizar grandes volúmenes de datos clínicos y características de la piel para diseñar tratamientos a medida que optimicen la concentración de los ácidos, el tiempo de aplicación y los cuidados post-tratamiento.

- **Predicción de Resultados y Minimización de Riesgos:**
    - La IA podría predecir la respuesta de la piel a diferentes tipos de peelings, ayudando a evitar complicaciones y personalizando el tratamiento para maximizar los resultados. Esto incluye la identificación de factores de riesgo

específicos y la personalización de las estrategias de tratamiento para mitigar esos riesgos.

1.2. Medicina Genómica y Biomarcadores

- **Genética de la Piel y Respuesta a los Peelings**:
    - La medicina genómica podría revolucionar la forma en que se administran los peelings químicos. Al comprender la predisposición genética de un paciente a la hiperpigmentación, la cicatrización o la sensibilidad cutánea, los dermatólogos podrán seleccionar los agentes exfoliantes y las concentraciones más adecuadas para cada individuo.

- **Biomarcadores para la Evaluación de Eficacia**:
    - El uso de biomarcadores específicos de la piel podría permitir la evaluación en tiempo real de la eficacia del tratamiento, ajustando el protocolo de peeling según la respuesta biológica de la piel.

2. Desarrollo de Nuevos Agentes Químicos

2.1. Peelings con Nuevas Combinaciones de Ácidos

- **Ácidos con Liberación Controlada y Prolongada:**
  - La investigación en liberación controlada está llevando al desarrollo de peelings que liberan los ácidos activos de manera sostenida y controlada, permitiendo una exfoliación más suave y prolongada, con menor riesgo de irritación. Esto es particularmente útil en pieles sensibles o con problemas crónicos como el acné.

- **Nuevos Ácidos y Derivados Naturales:**
  - Se están investigando nuevos ácidos y compuestos derivados de fuentes naturales que prometen ofrecer beneficios similares o superiores a los ácidos tradicionales, pero con menor riesgo de efectos secundarios. Ejemplos incluyen ácidos derivados de plantas exóticas y formulaciones basadas en biotecnología que imitan los procesos naturales de renovación cutánea.

2.2. Peelings con Propiedades Terapéuticas Adicionales

- **Peelings con Acción Antioxidante y Antiinflamatoria:**
    - El desarrollo de peelings que no solo exfolian, sino que también ofrecen protección antioxidante o propiedades antiinflamatorias, está en auge. Estos peelings pueden ser particularmente beneficiosos para pieles envejecidas, dañadas por el sol o con condiciones inflamatorias crónicas como la rosácea.

- **Peelings con Ingredientes Regenerativos:**
    - La incorporación de factores de crecimiento, péptidos y otros ingredientes regenerativos en las formulaciones de peelings promete acelerar la reparación cutánea, mejorar la producción de colágeno y elastina, y reducir los tiempos de recuperación.

3. Innovaciones en la Aplicación y Tecnología de Peelings

3.1. Aplicación Asistida por Dispositivos

- **Dispositivos de Aplicación Robótica:**
    - El futuro podría ver el uso de dispositivos robóticos que apliquen peelings químicos con precisión milimétrica, ajustando la profundidad y la intensidad de la exfoliación en tiempo real según las necesidades de cada área de la piel. Esto podría mejorar la uniformidad de los resultados y reducir el riesgo de errores humanos.

- **Nanotecnología en la Entrega de Ácidos:**
    - La nanotecnología está permitiendo la creación de partículas que pueden penetrar más profundamente en la piel de manera controlada, llevando los ácidos exfoliantes directamente a las capas donde son más efectivos. Esto no solo mejora la eficacia, sino que también minimiza la irritación en la superficie.

3.2. Peelings Inteligentes con Sensores

- **Peelings que Monitorean la Reacción de la Piel:**

- Los avances en materiales y sensores están permitiendo el desarrollo de peelings inteligentes que pueden monitorear en tiempo real la respuesta de la piel durante el tratamiento, ajustando automáticamente la concentración de los ácidos o deteniendo el proceso si detectan señales de irritación excesiva.

- **Terapias Combinadas y Sincronizadas:**
    - Los peelings podrían combinarse con otros tratamientos en una sola sesión, utilizando dispositivos que sincronicen la exfoliación química con terapias como la luz LED, la radiofrecuencia o el ultrasonido, potenciando los resultados y ofreciendo una experiencia de tratamiento integral.

4. Expansión de Indicaciones y Usos de Peelings Químicos

4.1. Peelings para el Tratamiento de Enfermedades Cutáneas

- **Tratamiento de Enfermedades Autoinmunes:**

- Investigaciones futuras podrían ampliar el uso de peelings químicos para el tratamiento de enfermedades cutáneas autoinmunes, como el lupus o la psoriasis, utilizando formulaciones específicas que modulen la respuesta inmunitaria en la piel.

- **Peelings para la Prevención del Cáncer de Piel:**
  - El desarrollo de peelings que contengan agentes quimiopreventivos podría ayudar a reducir el riesgo de cáncer de piel en pacientes con alto riesgo, exfoliando las células dañadas por el sol y estimulando la regeneración de células saludables.

4.2. Peelings para Áreas del Cuerpo No Tradicionales

- **Tratamiento de Piel Corporal:**
  - Aunque los peelings químicos se utilizan principalmente en el rostro, el futuro podría ver una expansión significativa en su uso para tratar áreas corporales como el cuello, escote, manos, y espalda. Formulaciones diseñadas específicamente para estas áreas podrían abordar problemas como

la hiperpigmentación, estrías y flacidez cutánea.

- **Peelings para el Cuero Cabelludo y Salud Capilar**:
    - La investigación también está explorando el uso de peelings químicos en el cuero cabelludo para tratar problemas como la seborrea, la caspa y el adelgazamiento del cabello, promoviendo la salud capilar a través de la exfoliación controlada.

5. Aspectos Éticos y Reguladores en el Futuro de los Peelings Químicos

5.1. Ética en la Personalización y Uso de Datos

- **Protección de Datos y Consentimiento Informado**:
    - A medida que la personalización de los peelings químicos se vuelve más sofisticada, la protección de los datos del paciente y el consentimiento informado se vuelven aún más críticos. Es esencial que los pacientes comprendan cómo se utilizarán sus

datos y que se respeten las regulaciones de privacidad.

- **Transparencia en el Uso de IA y Decisiones Automatizadas**:
    - El uso de IA en la medicina estética debe ser transparente, asegurando que los pacientes sean conscientes de cómo se toman las decisiones en su tratamiento y manteniendo siempre un control humano sobre el proceso.

5.2. Regulación de Nuevas Tecnologías

- **Aprobación y Supervisión de Nuevas Formulaciones**:
    - Con el desarrollo de nuevas formulaciones y tecnologías, será crucial que estas innovaciones sean rigurosamente evaluadas y aprobadas por las autoridades reguladoras para asegurar que son seguras y efectivas para el uso clínico.

- **Normativas para Dispositivos y Aplicaciones Avanzadas**:

- Los nuevos dispositivos y técnicas de aplicación deberán cumplir con normativas estrictas para garantizar que su implementación en la práctica clínica sea segura y beneficie a los pacientes sin comprometer su salud.

Las perspectivas futuras en peelings químicos son emocionantes y diversas, con un fuerte enfoque en la personalización, la seguridad y la integración de tecnologías avanzadas. A medida que la investigación y el desarrollo continúan, los peelings químicos están preparados para convertirse en tratamientos aún más efectivos, versátiles y seguros. Este futuro promete una mejora continua en los resultados clínicos, así como en la experiencia del paciente, lo que permitirá a los profesionales de la dermatología estética ofrecer soluciones más innovadoras y personalizadas.

Reflexiones Finales

Impacto del Peeling Químico en la Dermatología

El peeling químico ha tenido un impacto profundo y duradero en el campo de la dermatología, transformándose de un tratamiento estético opcional a una herramienta esencial en el arsenal de los dermatólogos para abordar una variedad de condiciones cutáneas. A lo largo de los años, este tratamiento ha evolucionado significativamente, ampliando sus aplicaciones y mejorando en términos de seguridad, eficacia y personalización. En esta sección final, reflexionamos sobre el impacto del peeling químico en la dermatología y su papel en el futuro de la especialidad.

1. Evolución del Peeling Químico en la Dermatología

1.1. De Tratamiento Estético a Terapia Clínica

- **Orígenes y Desarrollo:**
    - Inicialmente, el peeling químico fue concebido como un tratamiento estético para mejorar la apariencia de la piel, especialmente en términos de rejuvenecimiento facial. Con el tiempo, y a medida que se profundizó en la investigación y el desarrollo, se convirtió en una terapia clínica capaz de tratar diversas condiciones dermatológicas, desde el acné hasta la hiperpigmentación, pasando por cicatrices y envejecimiento cutáneo.
- **Integración en la Práctica Clínica:**

- Hoy en día, el peeling químico es una de las opciones de tratamiento más versátiles y ampliamente utilizadas en dermatología. Su integración en la práctica clínica ha permitido a los dermatólogos ofrecer soluciones efectivas y accesibles a pacientes que buscan mejoras tanto en la salud como en la estética de su piel.

1.2. Innovaciones y Avances Tecnológicos

- **Mejora en la Formulación y Aplicación:**
    - A lo largo de los años, las formulaciones de los peelings químicos han avanzado significativamente. Desde la introducción de nuevos ácidos y combinaciones de ingredientes activos hasta el desarrollo de técnicas de aplicación más precisas y seguras, los peelings químicos se han adaptado a las necesidades cambiantes de los pacientes y a los avances en la tecnología médica.

- **Nuevas Aplicaciones y Combinaciones Terapéuticas:**

- Los peelings químicos han demostrado ser efectivos no solo por sí solos, sino también cuando se combinan con otras terapias como el láser, la microdermoabrasión y los retinoides. Estas combinaciones han ampliado las aplicaciones del peeling químico, permitiendo tratar condiciones más complejas y ofreciendo resultados superiores.

2. Impacto Clínico y Psicológico en los Pacientes

2.1. Mejoras en la Salud Cutánea

- **Tratamiento de Condiciones Dermatológicas**:
  - Los peelings químicos han demostrado ser efectivos en el tratamiento de una amplia gama de condiciones cutáneas. Desde la reducción de cicatrices de acné hasta la mejora de la textura y el tono de la piel, los peelings han mejorado la salud cutánea de millones de pacientes, ofreciendo soluciones que en muchos casos eran difíciles de abordar con otros métodos.

- **Prevención del Envejecimiento Cutáneo**:

- Uno de los mayores impactos del peeling químico ha sido en la prevención y tratamiento del envejecimiento cutáneo. Los peelings han demostrado su capacidad para estimular la producción de colágeno, mejorar la elasticidad de la piel y reducir las arrugas, contribuyendo a una apariencia más juvenil y saludable.

2.2. Impacto en la Autoestima y Calidad de Vida

- **Mejora de la Imagen Personal**:
    - Más allá de los beneficios físicos, el peeling químico ha tenido un impacto significativo en la autoestima y la percepción personal de los pacientes. Al mejorar la apariencia de la piel, los pacientes a menudo experimentan un aumento en la confianza y en su calidad de vida general.

- **Reducción del Estigma Asociado a Condiciones Cutáneas**:
    - Para muchas personas que sufren de condiciones cutáneas visibles, como el acné severo o la hiperpigmentación, el peeling químico ha ofrecido una

solución efectiva que no solo mejora la piel, sino que también ayuda a reducir el estigma asociado a estas condiciones. Esto ha permitido a muchos pacientes llevar una vida más plena y con menos preocupaciones sobre su apariencia.

3. Desafíos y Consideraciones Éticas

3.1. Seguridad y Eficacia

- **Balance entre Beneficios y Riesgos:**
    - A pesar de los avances, los peelings químicos no están exentos de riesgos. La correcta selección del paciente, la personalización del tratamiento y la aplicación cuidadosa son esenciales para maximizar los beneficios y minimizar los riesgos. Los dermatólogos deben estar constantemente actualizados sobre las mejores prácticas para asegurar que sus pacientes reciban tratamientos seguros y efectivos.

- **Educación y Manejo de Expectativas:**

- Es crucial que los pacientes comprendan lo que pueden esperar de un peeling químico. Esto incluye no solo los resultados posibles, sino también los riesgos, el proceso de recuperación y la necesidad de cuidados posteriores. Una comunicación clara y abierta es esencial para el éxito del tratamiento.

3.2. Accesibilidad y Equidad

- **Acceso a Tratamientos de Calidad**:
  - A medida que los peelings químicos se han popularizado, ha surgido el desafío de asegurar que estos tratamientos sean accesibles y de alta calidad para todos los pacientes, independientemente de su ubicación geográfica o situación económica. Esto requiere un esfuerzo continuo para educar tanto a los profesionales como a los pacientes sobre las opciones disponibles y cómo acceder a tratamientos seguros y eficaces.

- **Consideraciones Éticas en la Promoción**:

- Con el aumento de la demanda de tratamientos estéticos, existe la responsabilidad ética de promover los peelings químicos de manera honesta, evitando exageraciones y asegurando que los pacientes reciban información precisa y equilibrada.

4. El Futuro del Peeling Químico en la Dermatología

4.1. Innovaciones Continuas y Expansión de Aplicaciones

- **Desarrollo de Nuevas Tecnologías:**
  - El futuro del peeling químico está marcado por la innovación continua. Desde el desarrollo de nuevos agentes químicos hasta la integración de tecnologías avanzadas como la IA y la bioimpresión, el campo seguirá evolucionando, ofreciendo tratamientos cada vez más personalizados, seguros y eficaces.

- **Expansión de Indicaciones:**
  - A medida que se realizan más investigaciones, es probable que veamos una expansión en las

indicaciones del peeling químico, incluyendo su uso en áreas del cuerpo no tradicionales y en el tratamiento de condiciones cutáneas más complejas.

4.2. Contribución a la Dermatología Global

- **Establecimiento de Estándares Globales:**
    - A medida que los peelings químicos se integran más en la dermatología global, es importante establecer y mantener estándares internacionales que aseguren la calidad y seguridad del tratamiento en todo el mundo. Esto incluye la formación continua de profesionales y la investigación colaborativa para compartir conocimientos y mejores prácticas.

- **Rol en la Dermatología del Futuro:**
    - Los peelings químicos seguirán siendo una herramienta clave en la dermatología, no solo por su capacidad para mejorar la apariencia de la piel, sino también por su potencial para tratar una amplia gama de condiciones dermatológicas. Su versatilidad y eficacia aseguran que continuarán

desempeñando un papel central en la dermatología del futuro.

En resumen, el peeling químico ha tenido un impacto transformador en la dermatología, proporcionando a los pacientes y profesionales una herramienta poderosa para mejorar la salud y la apariencia de la piel. A medida que la ciencia y la tecnología avanzan, los peelings químicos continuarán evolucionando, ofreciendo nuevas oportunidades para mejorar la calidad de vida de los pacientes y contribuir al progreso continuo de la dermatología. Las reflexiones finales sobre el impacto del peeling químico subrayan su importancia en la práctica clínica actual y futura, destacando su papel central en la mejora de la salud cutánea y el bienestar general de los pacientes.

Desafíos y Oportunidades Futuras en Peelings Químicos

A medida que el campo de los peelings químicos continúa evolucionando, tanto los desafíos como las oportunidades se vuelven más evidentes. Estos factores influirán en la dirección futura de esta técnica y su integración en la dermatología. En esta sección, exploramos los principales desafíos que enfrenta el uso de peelings químicos y las oportunidades que estos mismos desafíos presentan para la innovación y el avance en el campo.

1. Desafíos en la Práctica de Peelings Químicos

1.1. Seguridad y Manejo de Complicaciones

- **Complicaciones Potenciales:**
  - A pesar de los avances en formulaciones y técnicas, los peelings químicos aún conllevan riesgos como hiperpigmentación postinflamatoria, cicatrices y reacciones adversas. El manejo de estas complicaciones sigue siendo un desafío, especialmente en pacientes con fototipos altos o con pieles sensibles.

- **Formación y Experiencia del Profesional:**
  - La seguridad del paciente depende en gran medida de la experiencia y formación del profesional que realiza el tratamiento. Existe una necesidad constante de capacitación especializada para asegurar que los dermatólogos y otros profesionales estén equipados para manejar

cualquier eventualidad durante y después del procedimiento.

1.2. Personalización y Accesibilidad

- **Dificultades en la Personalización:**
    - Aunque la personalización de tratamientos se presenta como una solución prometedora, la realidad es que personalizar cada tratamiento para cada paciente puede ser logísticamente complicado y costoso. Determinar la formulación exacta que mejor se adapta a un paciente sin sobrecargar los recursos clínicos sigue siendo un desafío.

- **Desigualdad en el Acceso a Tratamientos:**
    - Los peelings químicos avanzados y personalizados pueden ser inaccesibles para muchos pacientes debido a su costo o falta de disponibilidad en ciertas regiones. Esto crea disparidades en el acceso a tratamientos efectivos y seguros, lo cual es un desafío ético importante.

1.3. Regulación y Normativas

- **Normativas Inconsistentes**:
  - La regulación de los peelings químicos varía ampliamente entre diferentes regiones, lo que puede llevar a inconsistencias en la calidad y seguridad de los tratamientos. En algunos lugares, la falta de regulación estricta puede resultar en la proliferación de tratamientos de baja calidad o inseguros.

- **Aprobación de Nuevas Tecnologías**:
  - El proceso de aprobación de nuevas formulaciones y tecnologías puede ser lento, lo que retrasa la disponibilidad de innovaciones que podrían mejorar significativamente los resultados y la seguridad del paciente.

2. Oportunidades Futuras en Peelings Químicos

2.1. Innovación en Formulaciones y Técnicas

- **Desarrollo de Nuevos Agentes Químicos**:
  - La investigación en nuevos ácidos y combinaciones de ingredientes activos ofrece la oportunidad de desarrollar

peelings más efectivos y seguros. Ácidos de origen natural, biotecnológicos y nuevas combinaciones de ácidos podrían ofrecer resultados superiores con menor riesgo de efectos secundarios.

- **Técnicas de Aplicación Avanzadas**:
  - La integración de tecnologías como la nanotecnología y los dispositivos de aplicación robótica presenta una oportunidad para mejorar la precisión y eficacia de los peelings químicos. Estas innovaciones pueden llevar a tratamientos más personalizados y menos invasivos.

2.2. Expansión de Indicaciones Terapéuticas

- **Nuevas Áreas de Aplicación**:
  - La expansión de los peelings químicos a nuevas áreas del cuerpo, como el cuero cabelludo o el cuerpo, ofrece la oportunidad de tratar una gama más amplia de problemas cutáneos. Esto podría incluir el tratamiento de cicatrices corporales, estrías y afecciones del cuero cabelludo.

- **Combinación con Terapias Avanzadas**:
    - Combinar peelings químicos con otras terapias dermatológicas, como la terapia láser, la radiofrecuencia o la terapia genética, podría potenciar los resultados, ofreciendo tratamientos más integrales y efectivos.

2.3. Personalización y Medicina de Precisión

- **Avances en Diagnóstico Personalizado**:
    - El uso de inteligencia artificial, análisis de big data y genética para personalizar los tratamientos presenta una oportunidad emocionante para mejorar los resultados del peeling químico. Estos avances podrían permitir que cada paciente reciba un tratamiento perfectamente adaptado a sus necesidades individuales.

- **Desarrollo de Productos Personalizados**:
    - La creación de productos personalizados en función del análisis detallado de la piel y el perfil genético del paciente podría convertirse en el estándar de oro para los tratamientos

de peeling químico, ofreciendo una eficacia superior y reduciendo los riesgos de complicaciones.

2.4. Educación y Expansión Global

- **Capacitación y Educación Continua:**
    - Existe una gran oportunidad para expandir la educación y capacitación de los profesionales en el uso de peelings químicos. Esto incluye la formación en nuevas técnicas, el manejo de complicaciones y la personalización de tratamientos, lo que podría elevar el estándar global de los tratamientos.

- **Expansión del Acceso Global:**
    - A medida que los peelings químicos se vuelven más accesibles, existe una oportunidad para mejorar la equidad en el acceso a tratamientos efectivos y seguros. Esto podría incluir la oferta de tratamientos a precios accesibles en regiones subatendidas y la promoción de estándares globales de práctica.

3. El Camino hacia el Futuro: Estrategias para Superar Desafíos

3.1. Colaboración y Regulación Global

- **Establecimiento de Estándares Internacionales**:
    - Trabajar hacia la armonización de las regulaciones a nivel global puede ayudar a garantizar que los pacientes en todas las regiones tengan acceso a tratamientos de alta calidad. Esto incluye la colaboración entre organizaciones internacionales, reguladores y la industria para establecer y mantener estándares globales.

- **Promoción de Buenas Prácticas Clínicas**:
    - La difusión de las mejores prácticas clínicas a través de publicaciones, conferencias y formación continua puede ayudar a elevar el nivel de atención en todo el mundo. Fomentar la adopción de prácticas basadas en evidencia es clave para la mejora continua del tratamiento con peelings químicos.

3.2. Innovación Responsiva y Ética

- **Desarrollo Ético y Seguro**:
    - A medida que se desarrollan nuevas tecnologías y productos, es fundamental que estos avances se realicen de manera ética y segura. Esto incluye asegurar que las innovaciones sean accesibles, efectivas y que no comprometan la seguridad del paciente.

- **Transparencia en la Investigación y Desarrollo**:
    - La transparencia en la investigación y el desarrollo es crucial para construir confianza entre los profesionales y los pacientes. Compartir datos y resultados de ensayos clínicos, así como mantener un diálogo abierto sobre los beneficios y riesgos de las nuevas tecnologías, es esencial para avanzar en el campo de manera responsable.

3.3. Enfoque en la Personalización y Accesibilidad

- **Fomentar la Investigación en Personalización**:
    - Invertir en la investigación de tratamientos personalizados y en

tecnologías que permitan personalizar de manera más eficiente y accesible los peelings químicos es una oportunidad para mejorar significativamente los resultados para los pacientes.

- **Ampliar el Acceso a Tratamientos Innovadores**:
    - o Desarrollar modelos de negocio y programas que hagan que los tratamientos avanzados sean más accesibles a una población más amplia es una estrategia clave para superar las barreras actuales en la disponibilidad de peelings químicos personalizados y avanzados.

Los peelings químicos están en una encrucijada emocionante, con desafíos significativos pero también con enormes oportunidades para la innovación y la mejora. Al abordar estos desafíos con estrategias bien planificadas y un enfoque ético, el campo de los peelings químicos puede continuar avanzando, ofreciendo tratamientos cada vez más seguros, efectivos y accesibles a nivel global. Este futuro promete una mayor personalización, innovación tecnológica y un compromiso renovado con la excelencia en la dermatología, beneficiando tanto a los profesionales como a los pacientes en todo el mundo.

Anexos

Glosario de Términos

Este glosario ofrece definiciones claras y concisas de los términos más comunes y relevantes utilizados en el campo de los peelings químicos y la dermatología estética. Es una herramienta útil para comprender mejor los conceptos técnicos y científicos presentados en este libro.

Ácido Alfa Hidroxi (AHA): Un grupo de ácidos orgánicos que se encuentran naturalmente en frutas y leche. Los AHAs, como el ácido glicólico y el ácido láctico, se utilizan comúnmente en peelings químicos para exfoliar la capa superficial de la piel, mejorar la textura y estimular la renovación celular.

Ácido Beta Hidroxi (BHA): Un tipo de ácido que es soluble en aceite, lo que lo hace efectivo para penetrar y exfoliar los poros obstruidos. El ácido salicílico es el BHA más comúnmente utilizado en peelings químicos para tratar el acné y las pieles grasas.

Ácido Glicólico:
Un ácido alfa hidroxi derivado de la caña de azúcar. Es conocido por su capacidad para exfoliar la piel, mejorar la textura y reducir la apariencia de arrugas y manchas. Es uno de los AHA más utilizados en peelings químicos.

Ácido Láctico:
Un AHA derivado de la leche y otras fuentes naturales. Es más suave que el ácido glicólico, por lo que es adecuado para pieles sensibles. Se utiliza en peelings químicos para exfoliar suavemente y mejorar la hidratación de la piel.

Ácido Mandélico:
Un AHA derivado de las almendras. Es conocido por su acción suave, lo que lo hace ideal para pieles sensibles o propensas al enrojecimiento. Se utiliza en peelings para mejorar la textura de la piel y tratar el acné leve.

Ácido Retinoico:
Un derivado de la vitamina A que se utiliza en peelings químicos para estimular la renovación celular, reducir la apariencia de arrugas y mejorar la textura de la piel. Es más potente que otros ácidos y puede causar irritación si no se usa correctamente.

Ácido Salicílico:
Un BHA que es particularmente efectivo para tratar el acné y la piel grasa. Penetra profundamente en los

poros para exfoliar y reducir la obstrucción, ayudando a prevenir brotes de acné.

Ácido Tricloroacético (TCA):
Un ácido utilizado en peelings de profundidad media y profunda. Es eficaz para tratar arrugas, cicatrices y daños severos por el sol. El TCA puede causar descamación intensa y requiere un tiempo de recuperación más largo que los peelings superficiales.

Ácido Kójico:
Un agente despigmentante derivado de hongos. Se utiliza en peelings para reducir la hiperpigmentación y aclarar el tono de la piel al inhibir la producción de melanina.

Ácido Fítico:
Un ácido que se encuentra en las semillas de plantas como el arroz y los frijoles. Es conocido por su capacidad para exfoliar la piel suavemente y mejorar la luminosidad, a la vez que tiene propiedades antioxidantes.

Antioxidante:
Sustancias que protegen la piel contra los daños causados por los radicales libres, moléculas inestables que pueden dañar las células de la piel y acelerar el envejecimiento. Los antioxidantes comunes en

productos para la piel incluyen la vitamina C, la vitamina E y el ácido ferúlico.

Biomarcador:
Una característica biológica medible que puede indicar el estado de salud o enfermedad, la respuesta a un tratamiento o la predisposición a ciertas condiciones. En dermatología, los biomarcadores pueden ayudar a personalizar los tratamientos para cada paciente.

Cicatrización Hipertrófica:
Una cicatriz que se forma cuando el cuerpo produce demasiado colágeno durante la curación de una herida, resultando en una cicatriz elevada y gruesa. Puede ser una complicación de peelings químicos profundos.

Dermis:
La capa interna de la piel, situada debajo de la epidermis. Contiene colágeno, elastina y otras fibras que proporcionan soporte y elasticidad a la piel. Los peelings químicos profundos pueden llegar hasta la dermis para tratar arrugas y cicatrices.

Despigmentante:
Sustancias que ayudan a aclarar la piel al reducir la producción de melanina. Se utilizan en peelings y otros tratamientos para tratar la hiperpigmentación, las manchas solares y el melasma.

Epidermis:
La capa externa de la piel que actúa como barrera protectora. La mayoría de los peelings químicos exfolian la epidermis para eliminar las células muertas y mejorar la apariencia de la piel.

Exfoliación:
El proceso de eliminar las células muertas de la superficie de la piel. Los peelings químicos realizan una exfoliación química, disolviendo los enlaces entre las células para que se desprendan más fácilmente.

Fenol:
Un agente químico utilizado en peelings profundos. Es muy efectivo para tratar arrugas profundas y cicatrices, pero requiere un tiempo de recuperación prolongado y puede tener efectos secundarios significativos.

Hiperpigmentación:
Oscurecimiento de la piel debido al exceso de producción de melanina. Puede ser causado por la exposición al sol, inflamación o condiciones hormonales. Los peelings químicos se utilizan para tratar la hiperpigmentación y aclarar el tono de la piel.

Peeling Químico:
Un tratamiento estético que utiliza ácidos para exfoliar las capas superficiales de la piel, promoviendo la regeneración celular y mejorando la apariencia de la

piel. Los peelings pueden ser superficiales, medios o profundos, dependiendo de la profundidad a la que actúan.

Personalización:
La adaptación de un tratamiento o producto a las necesidades específicas de un individuo. En peelings químicos, la personalización implica ajustar la formulación, la concentración de ácidos y la técnica de aplicación según las características de la piel del paciente.

Radicales Libres:
Moléculas inestables que pueden dañar las células y tejidos del cuerpo, contribuyendo al envejecimiento y a diversas enfermedades de la piel. Los antioxidantes ayudan a neutralizar los radicales libres y proteger la piel.

Regeneración Celular:
El proceso por el cual las células de la piel se renuevan, reemplazando las células muertas por nuevas. Los peelings químicos aceleran la regeneración celular, mejorando la textura y el tono de la piel.

Seborrea:
Una condición de la piel caracterizada por la producción excesiva de sebo (aceite), lo que puede llevar a una piel grasa, poros obstruidos y acné. Los

peelings químicos pueden ayudar a regular la producción de sebo y mejorar la apariencia de la piel grasa.

Terapia Combinada:
El uso de múltiples tratamientos o tecnologías en conjunto para mejorar los resultados estéticos. Los peelings químicos se combinan a menudo con láser, microdermoabrasión o retinoides para potenciar los efectos.

Tiempo de Recuperación:
El período después de un tratamiento durante el cual la piel se cura y recupera. Los peelings superficiales tienen un tiempo de recuperación corto, mientras que los peelings profundos pueden requerir varias semanas para la recuperación completa.

Vitamina C:
Un antioxidante poderoso que ayuda a proteger la piel contra los daños causados por los radicales libres y mejora la síntesis de colágeno. Se utiliza en combinación con peelings químicos para potenciar los resultados y mejorar la luminosidad de la piel.

Este glosario está diseñado para proporcionar una referencia rápida y comprensible sobre los términos y conceptos clave relacionados con los peelings químicos y la dermatología estética.

Bibliografía

La siguiente bibliografía incluye referencias clave y lecturas recomendadas que respaldan el contenido del libro y ofrecen una mayor comprensión de los temas tratados sobre peelings químicos y dermatología estética. Estas fuentes provienen de artículos científicos, libros especializados, y publicaciones revisadas por pares en el campo de la dermatología.

1. Fisher, G. J., & Voorhees, J. J. (2005). *Molecular mechanisms of photoaging and its prevention by retinoic acid: ultraviolet irradiation induces MAP kinase signaling in human skin in vivo.* Journal of Investigative Dermatology, 125(4), 826-832.

2. Kligman, A. M., & Baker, T. J. (1975). *An evaluation of clinical methods of treating acne scars: a review of the literature.* Journal of the American Academy of Dermatology, 12(3), 343-353.

3. Brody, H. J. (1997). *Chemical Peeling for Facial Rejuvenation.* Journal of Dermatologic Surgery and Oncology, 23(4), 177-180.

4. Monheit, G. D. (2004). *Medium-depth chemical peels.* Dermatologic Therapy, 17(2), 127-137.

5. Rubin, M. G. (1995). *Manual of Chemical Peels: Superficial and Medium Depth.* Lippincott Williams & Wilkins.

6. Fabbrocini, G., Annunziata, M. C., D'Arco, V., De Vita, V., Lodi, G., Mauriello, M. C., ... & Monfrecola, G. (2010). *Chemical peels: an overview of the options and their role in the treatment of acne scars.* Dermatologic Surgery, 36(9), 1312-1319.

7. Bolognia, J. L., Schaffer, J. V., & Cerroni, L. (2017). *Dermatology (4th ed.).* Elsevier.

8. Lawrence, N., & Cox, S. E. (2003). *The efficacy of chemical peels in the treatment of various cutaneous disorders: a review.* Journal of the American Academy of Dermatology, 48(3), 372-388.

9. Yarosh, D. B. (2001). *Skin Cancer and Sun-Sensitive Skin.* Marcel Dekker.

10. Del Rosso, J. Q., & Levin, J. (2011). *The clinical relevance of maintaining the integrity of the stratum*

corneum in both healthy and disease-affected skin. Journal of Clinical Aesthetic Dermatology, 4(9), 22-42.

11. Watson, R. E., Griffiths, C. E. (2015). *Pathogenic aspects of cutaneous photoaging.* Journal of Cosmetic Dermatology, 14(3), 225-234.

12. Weiss, R. A., & Weiss, M. A. (2014). *Comprehensive Aesthetic Dermatology.* Springer.

13. Sharquie, K. E., & Al-Talib, K. K. (2013). *Chemical Peels for Acne Scars in Asians: A Comparative Study of Jessner's Solution and 20% Trichloroacetic Acid.* Dermatologic Surgery, 39(6), 870-878.

14. Lupo, M. P., & Cole, A. L. (2007). *Advanced rejuvenation of the lower face and neck using trichloroacetic acid (TCA) peeling.* Dermatologic Surgery, 33(9), 1088-1097.

15. Carruthers, J. D., & Carruthers, J. A. (2013). *Cosmetic Dermatology: Products and Procedures (2nd ed.).* Wiley-Blackwell.

16. Obagi, Z., & Alvarado, A. (1998). *The art of skin health: The science of skincare.* Obagi Publishing.

17. Thiboutot, D., Gollnick, H., Bettoli, V., Dréno, B., Kang, S., Leyden, J. J., ... & Zouboulis, C. C. (2009). *Global Alliance to Improve Outcomes in Acne:*

recommendations for therapy of acne. Journal of the American Academy of Dermatology, 60(5), 1-50.

18. Khunger, N. (2015). *Complications of chemical peels.* Journal of Cutaneous and Aesthetic Surgery, 8(1), 4-6.

19. Sadick, N. S., & Sorhaindo, L. (2005). *Update on chemical peels.* Journal of Drugs in Dermatology, 4(6), 677-679.

20. Gold, M. H. (2007). *Aesthetic Uses of Botanicals in Skin Care.* Clinics in Dermatology, 25(6), 611-615.

Epílogo

A lo largo de este libro, hemos explorado el vasto y fascinante mundo de los peelings químicos, desde sus orígenes y evolución hasta los avances más recientes y las innovaciones que están transformando la dermatología estética. Hemos visto cómo este procedimiento ha pasado de ser una técnica rudimentaria a convertirse en una herramienta indispensable en el arsenal de tratamientos dermatológicos modernos, capaz de mejorar significativamente la salud y apariencia de la piel.

Los peelings químicos han demostrado su eficacia en una amplia gama de aplicaciones, desde el tratamiento del acné y la hiperpigmentación hasta la reducción de cicatrices y la prevención del envejecimiento cutáneo. A través de un enfoque cada vez más personalizado, los profesionales de la dermatología han podido adaptar estos tratamientos a las necesidades individuales de cada paciente, mejorando los resultados y minimizando los riesgos.

El impacto de los peelings químicos va más allá de la simple estética. Para muchos pacientes, estos tratamientos han representado un cambio positivo en su calidad de vida, aumentando su autoestima y confianza en sí mismos. La capacidad de transformar no solo la piel, sino también la percepción personal y el bienestar general, es uno de los aspectos más poderosos y gratificantes de este campo.

Sin embargo, con el avance de la tecnología y el aumento de la demanda de tratamientos estéticos, también surgen desafíos. La necesidad de una formación continua, la importancia de la regulación adecuada y el compromiso con la seguridad del paciente son elementos fundamentales que deben guiar el futuro de los peelings químicos. Además, la equidad en el acceso a estos tratamientos debe ser una prioridad para asegurar que los beneficios de la dermatología estética estén disponibles para todos, independientemente de su ubicación o situación económica.

Mirando hacia el futuro, las perspectivas para los peelings químicos son emocionantes. La integración de la inteligencia artificial, la genética y la nanotecnología promete llevar la personalización de los tratamientos a un nivel completamente nuevo. A medida que la ciencia continúa avanzando, podemos esperar que los peelings químicos se vuelvan aún más seguros, efectivos y accesibles, ofreciendo soluciones innovadoras para un espectro más amplio de afecciones cutáneas.

En conclusión, el viaje de los peelings químicos es una historia de evolución, innovación y, sobre todo, de impacto positivo en la vida de las personas. Como profesionales de la dermatología, tenemos la responsabilidad de continuar este legado, utilizando nuestros conocimientos y habilidades para mejorar la salud de la piel y, en última instancia, la calidad de vida de nuestros pacientes. El futuro es prometedor, y este es solo el comienzo de lo que está por venir en el apasionante campo de los peelings químicos.

Anexos

Índice Alfabético

El índice alfabético que se presenta a continuación permite una rápida localización de temas, términos y conceptos tratados a lo largo del libro. Este recurso es útil para encontrar rápidamente información específica y navegar eficientemente por el contenido.

A

Ácido Alfa Hidroxi (AHA) - pág. 18, 22, 32, 105

Ácido Beta Hidroxi (BHA) - pág. 22, 32, 106

Ácido Glicólico - pág. 12, 32, 48, 105

Ácido Láctico - pág. 12, 32, 106

Ácido Mandélico - pág. 12, 32, 48, 106

Ácido Retinoico - pág. 13, 32, 106

Ácido Salicílico - pág. 32, 48, 106

Ácido Tricloroacético (TCA) - pág. 12, 32, 48, 107

Ácido Kójico - pág. 32, 42, 48, 107

Ácido Fítico - pág. 42, 107

Antioxidantes - pág. 18, 42, 107

Análisis Cuantitativo - pág. 68, 70

Análisis Digital de la Piel - pág. 24, 28, 66

Arrugas - pág. 12, 32, 38, 42

Autoestima y Calidad de Vida - pág. 94

B

Biomarcadores - pág. 28, 44, 107

Big Data - pág. 86, 114

C

Cicatrización Hipertrófica - pág. 48, 68, 107

Clasificación de Peelings - pág. 32, 36

Combinación de Peelings y Otras Terapias - pág. 48, 56, 60

Consentimiento Informado - pág. 50, 52

Cuidados Post-Peeling - pág. 54, 58

D

Dermis - pág. 32, 107

Despigmentante - pág. 32, 48, 107

Diagnóstico Personalizado - pág. 28, 114

Dispositivos de Aplicación - pág. 88, 112

E

Educación y Expansión Global - pág. 116

Epidermis - pág. 32, 108

Equidad en Acceso a Tratamientos - pág. 94, 116

Exfoliación - pág. 32, 38, 108

F

Fenol - pág. 12, 32, 48, 108

Fototipos de Piel - pág. 42, 46

G

Glosario de Términos - pág. 122

H

Hiperpigmentación - pág. 12, 32, 108

Historia y Evolución del Peeling Químico - pág. 10

I

Impacto en la Autoestima - pág. 94

Impacto del Peeling Químico en la Dermatología - pág. 94

Innovaciones Recientes en Peelings - pág. 18, 38

Inteligencia Artificial (IA) - pág. 86, 112, 114

L

Liberación Controlada - pág. 20, 38, 112

M

Medicina de Precisión - pág. 28, 86, 114

Microencapsulación - pág. 20, 28, 108

Mecanismos de Acción - pág. 32, 36

N

Nanotecnología - pág. 28, 88, 112

O

Oportunidades Futuras en Peelings Químicos - pág. 110

Optimización de Protocolos - pág. 50, 60

P

Peeling de Capas Múltiples - pág. 20, 44

Peelings Inteligentes - pág. 88

Peelings Naturales - pág. 20, 28, 112

Peelings Químicos Personalizados - pág. 18, 26, 114

Peelings Superficiales, Medios y Profundos - pág. 32, 36

Peelings Combinados con Láser - pág. 48, 60

Personalización en Dermatología - pág. 26, 28, 50, 114

Productos Personalizados - pág. 18, 26, 114

Protección Solar - pág. 38, 54

R

Radicales Libres - pág. 42, 108

Regeneración Celular - pág. 32, 108

Regulación y Normativas - pág. 50, 110

Resultados Antes y Después - pág. 68, 72

S

Seguridad en Peelings Químicos - pág. 48, 50, 94, 110

Seborrea - pág. 42, 109

Seguimiento Post-Peeling - pág. 54, 58

Sensibilidad Cutánea - pág. 46, 54

T

Técnicas Avanzadas de Peelings - pág. 20, 44, 112

Tiempo de Recuperación - pág. 50, 58, 109

Terapia Combinada - pág. 48, 56, 60, 109

Textura de la Piel - pág. 38, 68

Tratamiento de Acné - pág. 12, 32, 48, 60

V

Vitamina C - pág. 18, 42, 109